“十二五”国家科技支撑计划项目

常见病营养172问——营养师教你怎么吃

中国营养学会临床营养分会编著

主编　杨月欣　薛长勇

北京大学医学出版社

CHANGJIANBING YINGYANG 172 WEN——YINGYANGSHI JIAONI ZENMECHI

图书在版编目（CIP）数据

常见病营养172问：营养师教你怎么吃/杨月欣，薛长勇主编. —北京：北京大学医学出版社，2017.5

ISBN 978-7-5659-1574-1

Ⅰ.①常… Ⅱ.①杨… ②薛… Ⅲ.①常见病—食物疗法—问题解答 Ⅳ.①R247.1-44

中国版本图书馆CIP数据核字（2017）第049208号

常见病营养172问——营养师教你怎么吃

主　　编：杨月欣　薛长勇
出版发行：北京大学医学出版社
地　　址：（100191）北京市海淀区学院路38号　北京大学医学部院内
电　　话：发行部 010-82802230；图书邮购 010-82802495
网　　址：http://www.pumpress.com.cn
E - mail：booksale@bjmu.edu.cn
印　　刷：中煤（北京）印务有限公司
经　　销：新华书店
责任编辑：董采萱　　**责任校对：**金彤文　　**责任印制：**李　啸
开　　本：880mm×1230mm　1/32　　**印张：**5　　**字数：**150千字
版　　次：2017年5月第1版　2017年5月第1次印刷
书　　号：ISBN 978-7-5659-1574-1
定　　价：30.00元

编委会名单

吴　萍　上海同济大学附属同济医院

辛　宝　陕西中医药大学附属第二医院

许红霞　第三军医大学大坪医院

薛长勇　解放军总医院

闫雅更　哈尔滨医科大学第一附属医院

姚　颖　华中科技大学同济医学院附属同济医院

张　明　北京大学深圳医院

张片红　浙江大学医学院第二附属医院

赵长海　第四军医大学西京医院

赵丽婷　天津武警医院

郑　璇　第二军医大学长海医院

周春凌　哈尔滨医科大学第二附属医院

前　　言

俗话说“人是铁饭是钢，一顿不吃饿得慌”，对健康的人是这样，对不幸罹患疾病的患者来说也是这样。患者需要通过进食获得营养物质，促进机体的康复。然而，在疾病状态下，患者进食受限或进食较少是常见的表现，即便是感冒发烧，也会导致其不思饮食。对于严重的疾病和一些疑难疾病，由于起病急、拖延的时间长，诊断和各种医学检查需要禁食，以及各种治疗过程例如胃肠道手术、化疗、放疗等又影响进食，所以在疾病的发生、发展和治疗过程中，营养不良问题总是伴随而生，与疾病本身互为因果。这不仅影响对疾病的治疗，而且也影响患者疾病后期的康复。但不幸的是，疾病过程中出现的营养不良问题往往被患者本人、家属甚至临床医务人员所忽视，导致患者出现严重的营养不良，延误疾病的继续治疗，耽误患者后期的康复。可见，在疾病的治疗过程中，有必要重视患者的营养状况，及早发现营养不良问题，并及早采取必要的营养治疗和支持。

随着生活水平的提高，一些与不良的生活方式和饮食营养有关的慢性疾病，例如高血压、糖尿病及其并发症、肥胖、血脂异常、痛风以及心脑血管病等已经在我国高发和流行。在长期治疗这些疾病的过程中，只有改变和调整患者的饮食结构和进食内容，才能更好地控制这些疾病，减少疾病带来的痛苦和烦恼，提高患者的生活质量，延长其健康寿命。

关注患者的营养状况不仅是医务人员、营养技术人员的责任，也需要得到患者及其家属的配合和支持，从而共同防范患者出现严重的营养不良问题。为此，中国营养学会牵头，组织国内在一线工作岗位上的临床营养专家们精心撰写了这本《常见病营养 172 问——营养师教你怎么吃》。书中讲述了常见病、多发病的饮食营养问题和解决对策，不仅贴近生活，更是作者们在临床实际工作中的经验总结，既科普又靠谱，供患者和家属参考。相信本书的出版一定能使读者受益匪浅。

特别需要提到的是，本书由“2012—2015 年度国家科技支撑计划”项目“公众健康知识及技术筛选与评价研究”（2013BAI06B00）支持完成，并得到了国家科技部社会发展科技司和中国科学技术协会科普部的支持和指导，对此表示衷心的感谢。同时，对出版社编辑人员的辛勤工作也深表谢意。对于书中存在的疏漏和不妥之处，我们诚挚地希望广大读者在阅读中提出宝贵的意见或建议。

中国营养学会临床营养分会主任委员

薛长勇

2017 年 3 月 5 日

目　　录

导　读

人吃五谷杂粮，都可能生病。疾病本身影响进食，患者就有发生营养不良的危险。住院患者中大约有1/3存在不同程度的营养不良。营养不良严重影响疾病治疗，延缓患者的康复。重视和及时纠正患者的营养不良不仅仅是医生、护士的责任，也是患者本人和家人需要特别关注的。另外，糖尿病、超重和肥胖、高血压、心血管病等疾病的流行，都与不良的生活方式和饮食营养有关。因此，应关注饮食营养问题，掌握饮食营养知识，不要让自己的健康断送在无知和无所谓中。

本书列出了常见病的饮食营养关键问题，逐一解答。读一读，得到知识；做一做，收获健康！

1

食物过敏和食物不耐受是怎么回事

食物本来是为人体提供营养的，但有些人却在食用某些食物时遇到了麻烦，轻则出现胃肠不适、皮肤瘙痒或皮疹，重则危及生命，这就是食物过敏和食物不耐受。据统计，仅“食物过敏”在成人中的发病率就有1%～2%，在婴幼儿及儿童中则高达5%～8%，再加上可能人数更多的“食物不耐受”人群，这个话题确实不容小觑。

关键词

食物过敏，变态反应，蛋白质，食物不耐受，乳糖，脱敏

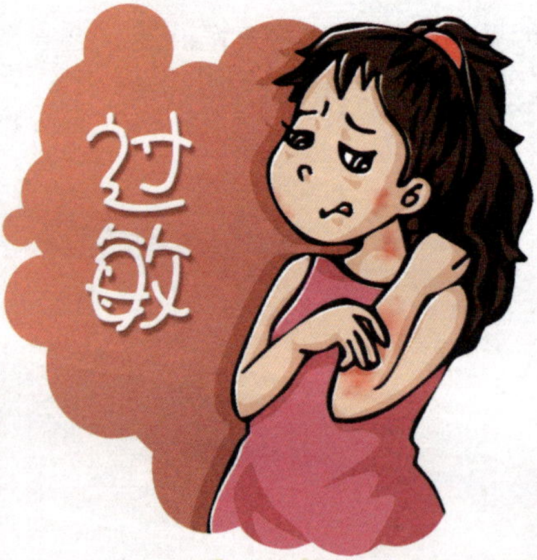

1.1 为什么有的人会出现食物过敏？

早在几百年前就曾有过这样的说法："一个人的食物对另外一个人来说可能就是烈性的毒物。"虽然这一说法显得有点夸张，但确实存在极少部分人食用某些食物时会出现食物过敏甚至休克死亡的悲剧。一般来说，食物过敏是指所摄入食物中的某组成成分（主要是蛋白质）作为抗原诱导机体产生免疫应答而发生的一种变态反应性疾病。这一不良反应可能主要与遗传导致的个体敏感性差异和肠道通透性异常有关。前者使这类人群对食物中某些成分产生免疫应答而出现过敏现象，通俗点说，就是这个人是"过敏性体质"，容易对某些食物中的一些成分起反应；后者则会使食物中的过敏原更容易进入人体而发生免疫应答反应。

小词典

过敏反应：免疫反应的一种表现。机体受某种抗原刺激后，即产生某种异常或病理反应，造成组织损伤或病变。分为速发型及迟发型，速发型又分为第Ⅰ型、第Ⅱ型及第Ⅲ型变态反应，而迟发型为第Ⅳ型变态反应。

1.2 食物过敏有哪些表现和危害呢？

食物过敏的主要表现有：

（1）过敏性休克：这是食物过敏最严重的表现，发生快，不及时抢救可致死。

（2）消化系统表现：如口唇痒、麻木、肿胀，进而出现舌体麻木、水肿、异物感，还有恶心、呕吐、腹泻、腹痛、胃肠道出血、稀水样便等。

（3）皮肤表现：一般都是食后即刻反应，主要有荨麻疹、血管性水肿、湿疹、皮肤红斑、瘙痒等。

（4）呼吸系统表现：表现有过敏性鼻炎、过敏性哮喘、过敏性咳嗽、咽喉水肿，虽然此类症状很少见，但食物过敏引起的哮喘较常见且易被忽视。

1.3 为什么婴幼儿比儿童和成年人更容易出现食物过敏？长大后也会一直这样吗？

婴幼儿的胃黏膜屏障发育还不成熟，肠壁通透性较高，分泌型免疫球蛋白 IgA 水平低，且对食物的消化吸收能力有限。因此，与儿童和成年人相比，婴幼儿的肠壁更容易转移抗原，所以更易发生食物过敏。但随着肠道逐渐发育成熟，食物过敏会随着年龄的增长而减少，我们把从婴儿到成年人的抗原吸收过程逐渐减少叫做“关闭”。研究证明，母乳中含有能加速肠道黏膜屏障正常发育的重要物质，从而能促进“关闭”。所以不用太担心，食物过敏这一现象大多会在孩子长大后逐渐消失，而在婴儿期坚持母乳喂养会加速这一进程。

1.4 哪些食物容易引起食物过敏呢？

任何食物都可能是潜在的过敏原，但某些蛋白质含量丰富的食物更常引起食物过敏。85% 以上的儿童和婴幼儿食物过敏与牛奶、鸡蛋、花生、大豆、鱼、麦类等有关，而成人过敏通常与花生、坚果、鱼、

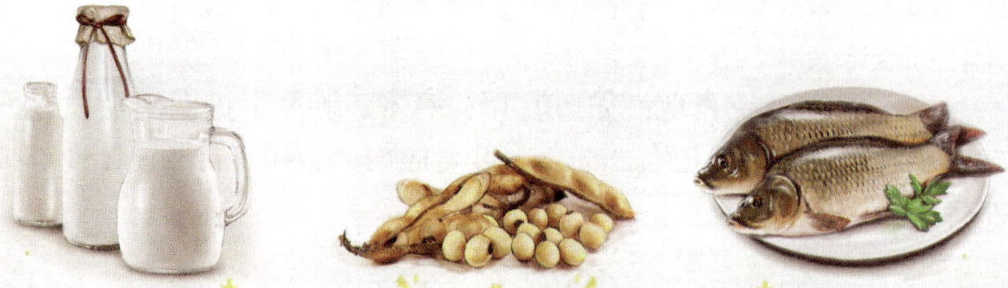

虾、贝壳类等食物有关。

1.5 如果确诊了食物过敏，是不是过敏的食物以后都不能再吃了？

这个问题因人而异，也因食物而异。譬如花生过敏是食物过敏导致死亡的首要原因，患者对花生过敏往往是终生的，只有10%的过敏儿童会随年龄的增长产生耐受性，但这种过敏也可能与烹调加工方式有关，如有的人不能吃煮花生，但吃炸花生就没事，估计是炸花生时的高温将花生中的致敏抗原破坏的缘故。婴幼儿对牛乳和鸡蛋过敏一般是暂时性的，随着年龄增长会自动消失，过敏者也可通过烧沸牛奶、煮熟鸡蛋的方式来安全食用。因此，对于过敏的食物，我们在谨慎食用的同时，掌握适时、适量原则和合适的烹饪方式也很重要，并不是说就绝对不能再吃了。

1.6 有些人喝牛奶拉肚子是食物过敏吗？

答案是“No”，我们通常将这一现象称作乳糖不耐受。据调查，亚洲人群中乳糖不耐受发生率高达60%，主要是因为该类人群的成人世世代代不饮奶或很少饮奶，这一饮食习惯导致遗传基因突变，使乳糖酶基因失去高表达水平，小肠黏膜缺乏乳糖酶而不能消化乳糖的缘故。

1.7 什么是乳糖不耐受？它跟食物过敏有什么区别？

当小肠黏膜缺乏乳糖酶时，摄入奶或奶制品中的乳糖不能在小肠中被分解和吸收，会被结肠菌群中的酶发酵分解生成二氧化碳、氢气、甲烷、短链脂肪酸、乳酸等其他发酵产物，从而产生腹痛、腹胀、腹泻、产气增多等症状，称为乳糖不耐受。

真正的食物过敏与免疫机制异常有关，而乳糖等食物不耐受则不涉及免疫机制，只是一种食物代谢紊乱，没有引起特异的免疫应答反应，如乳糖不耐受只是限制了对奶及奶制品的食用，影响营养均衡摄入，容易导致钙的缺乏等情况。

1.8 如果出现了食物过敏，应该怎么办呢？

出现食物过敏后应该注意：

（1）膳食中避免过敏原：严格去除食物中所含的过敏原，这是治疗食物过敏的唯一方法。但也不必矫枉过正，拒食整个种类的此类食物，从而导致营养缺乏，特别是对于婴幼儿和儿童，营养不良对生长发育的影响更为恶劣。因此，婴幼儿和儿童发生食物过敏时，通常没必要长期排除该食物，因为随着年龄增长，不良反应可能会逐渐消失，可以将这些食物逐步适量添加。

（2）预防过敏和食物预处理：有学者认为婴儿期过早地添加辅食（如牛奶、鸡蛋、谷类）是食物过敏的重要原因，因此，做好婴幼儿的预防更为重要，特别是在有过敏倾向的家族中，应在婴儿满6个月后再喂以辅食。食物的预处理加工也很重要，虽然致敏性的食物蛋白质在加工过程中非常稳定，常规的加热条件对于改善致敏性没有影响，但一些蔬菜瓜果、鸡蛋清等可通过高温加热使过敏原变性，从而变得可以安全食用，牛奶等除加热外还可事先用乳糖酶处理后进行饮用。

（3）脱敏治疗和药物治疗：某些病例采用不完全去除食物过敏原，结合合适的药物治疗的方法是可行的，包括抗组胺药、巨噬细胞稳定剂、类固醇激素等，但这并非理想的办法。

小知识

脱敏：解除患者过敏反应状态的一种手段。主要采用两类方法：一种为非特异性的，即给患者注射维生素C或口服抗组胺药物［如氯苯那敏（扑尔敏）、苯海拉明等］，以解除患者的过敏状态；另一种为特异性脱敏法，即给患者小剂量变应原，以后逐渐增加剂量，直到一次给予通常解除剂量无任何反应时为止。

1.9 食物过敏能够彻底治好吗？

食物过敏的自然病程因人而异，也因过敏原而异。其最常见于0～2岁儿童，大部分在3岁时反应强度逐渐下降。1/3的儿童和成人在避免过敏原1～2年后过敏反应消失，能达到彻底“治愈”状态，但对坚果、鱼、贝类过敏者一般不能彻底治好。对于这部分过敏人群，做好健康教育至关重要，如了解食物过敏原种类、正确阅读食品标签从而选择安全的食物等。

1.10 听说转基因食品容易导致食物过敏，是真的吗？

这个问题的答案还不明朗。一般来说，由于遗传和环境因素的相互作用，机体对外来的陌生食物抗原更容易产生免疫应答反应，比如对进口和少见的食物过敏者就较常见。但转基因食品所转入的基因表达的蛋白质的量通常很小，而且自然界中上百万种蛋白质中，食物过敏原的比例也很小，转基因食品中被转入潜在致敏性蛋白质的概率就更小了。然而，关于转基因作物过敏性的报告以及相关争议仍屡见不鲜。我国目前在这方面的研究工作较薄弱，应该加强国内和国外转基因食品安全性检验；与此同时，对国外进口的一般食品也应予以严格的管控，以保障广大消费者的健康和生命安全。

2

“拉肚子”了怎么办

腹泻，俗称“拉肚子”，是指排便次数明显超过平日习惯的频率（一般＞3次/天），粪质稀薄，水分增加或含未消化食物或脓血、黏液等。腹泻的病因治疗和对症治疗都很重要：细菌感染引起的腹泻应选用相应抗生素；肠道不耐受引起的腹泻应停用相应物质，如乳糖不耐受停用乳制品，成人乳糜泻应禁食麦类制品；药物相关性腹泻应立即停用有关药物。在明确病因之前，要慎重使用止痛药及止泻药，以免掩盖症状造成误诊，延误治疗。

关键词

腹泻，抗生素，食物不耐受，纤维素，肠道菌群

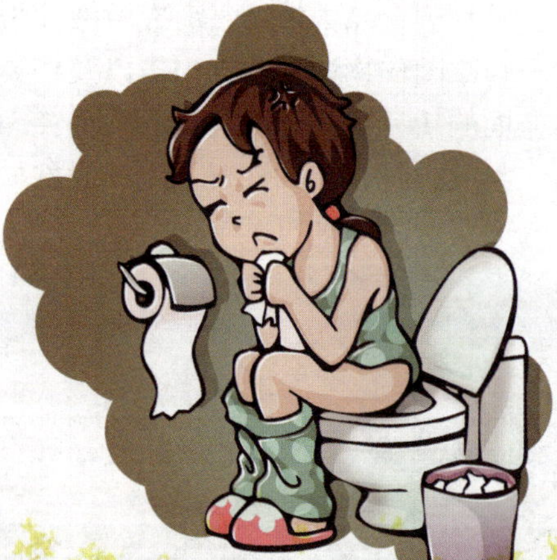

2.1 为什么腹泻不能禁食？

以往人们发生腹泻，为了让胃肠道得到休息，医生们比较强调限制饮食，或干脆禁食。近年来，专家们认为禁食有害无益。特别是在腹泻大量丢失水分的情况下，会加重脱水和酸中毒；同时进食太少，患者处于饥饿状态，会增加肠壁消化液的分泌，加重腹泻。

所以现在腹泻时不建议禁食，而建议吃一些稀、软、易消化、有营养的食物，如鸡蛋羹、麦片粥、米粥、面条等，避免食用富含纤维和体积较大的食物及高糖食物。腹泻好转后，应鼓励饮食由少到多，由稀到稠，少量多次，逐渐恢复到正常饮食。

2.2 为什么腹泻时有些东西不能吃？

腹泻的时候不能吃富含纤维素的水果与蔬菜、引起胀气的食物，以及高糖和高脂辛辣类食物。

富含纤维素的水果与蔬菜中的纤维素能促进肠道蠕动，会加重腹泻，所以腹泻时忌吃水果如菠萝、柚子、柠檬、广柑、西瓜、橘子、梨等，忌吃蔬菜如青菜、菠菜、白菜、毛笋、竹笋、洋葱、茭白、辣椒等。腹泻时若肠内胀气，会加重腹泻，因此应禁食易致胀气的食物（如牛奶，豆类及豆制品，土豆、南瓜、红薯等高淀粉类食物，西兰花等十字花科蔬菜等）。因为高糖到肠内常会发酵而加重胀气，而高脂、辛辣类食物本身就是腹泻的原因之一，所以腹泻时应该忌食高糖和高脂辛辣类食物。

小贴士

十字花科植物：因为植物开花时有十字形花冠，故称十字花科植物。全世界共有约 375 属，3200 种；我国有 96 属，400 余种。常见的有：白菜类，如小白菜、菜心、大白菜、圆白菜、紫菜薹、红菜薹等；甘蓝类，如椰菜、椰菜花、芥蓝、青花菜、球茎甘蓝等；芥菜类，如叶芥菜、萝卜、芥菜、榨菜、甘蓝、油菜（蔬菜和油料作物）等经济作物和花卉紫罗兰等，植株具辛辣味。

科技前沿

粪菌移植治疗顽固性腹泻：指的是将健康人粪便中的功能菌群移植到患者胃肠道内，重建具有正常功能的肠道菌群，实现肠道及肠道外疾病的治疗，也被称为“粪便移植”“粪菌治疗”和“肠菌移植”或“肠微生态移植”等。粪便治病听起来新鲜，其实早在古代东晋时期，就有垂死患者“饮粪汁一升，即活”的记载。目前国内很多医院已经开展粪菌移植，治疗腹泻、便秘、肥胖及自身免疫性疾病。

3

便秘让人烦，膳食帮你忙

人的健康不仅源于人类生活的大环境，也源于肠道的小环境。肠道不但是重要的消化吸收脏器，也是人体非常重要的免疫器官。俗话说“上下通气才健康”。便秘困扰着很多人，令很多患者深受其苦。

关键词

便秘，膳食纤维，益生菌

3.1 膳食纤维防治便秘科学吗？

便秘的主要发病原因之一就是膳食纤维摄入不足。膳食纤维如同海绵，能吸收水分，使粪便松软。适当摄入膳食纤维，可以增加肠道蠕动，减少有害物质对肠道壁的侵害并促进大便的通畅，最终减少便秘的发生。通过摄入适量的膳食纤维来预防便秘是有效的，对老年人格外有益，但对于长期便秘且需要药物刺激排便的患者，膳食纤维的调节是无效的。但是膳食纤维不是摄入得越多越好，高膳食纤维膳食反而容易引起腹胀和腹痛，导致便秘。

3.2 哪些食物富含膳食纤维？

膳食纤维包括纤维素、半纤维素、木质素、果胶、藻类多糖、菌类多糖等，主要存在于蔬菜、水果、粗粮及一些菌藻类食物中。蔬菜中的芹菜、芦笋、菠菜、白菜、莴苣等，水果中的香蕉、苹果、梨、石榴等，粗粮中的糙米、玉米、小米、大麦、小麦皮（米糠）和麦粉（黑面包的材料）等及菌藻类中的海带、木耳等都富含膳食纤维。

3.3 益生菌可以帮助“出口”吗？

益生菌的原意是对生命有益的微生物，后来将益生菌定义为“摄取适量可促进宿主健康的活菌”。随着对益生菌研究的深入，已证实益生菌在人或动物体内可发挥多种保健功能，如调节宿主的肠道菌群、增强机体对营养物质的消化与吸收、调节机体免疫功能、治疗由抗生素引起的腹泻、降低血脂和胆固醇水平等。有专家称益生菌是人体的“清道夫”，因为它可以通过菌体促进肠道蠕动，产生代谢产物抑制其他细菌的生长，并通过产酸、分解胆盐等起到改善和调节肠道环境的作用，最终双向调节粪便通过肠道的时间，改善便秘和腹泻。

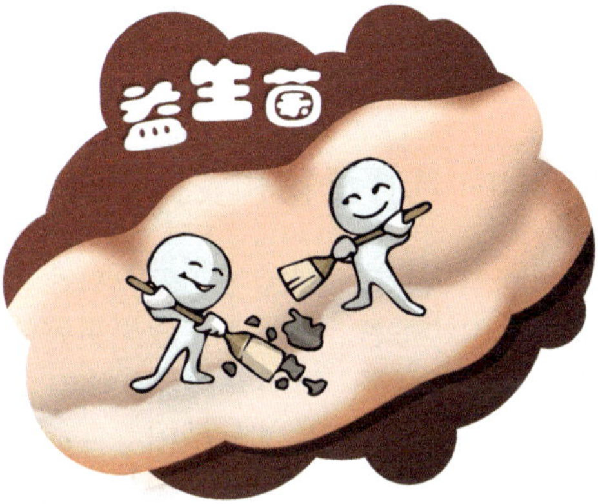

3.4 适合便秘患者的益生菌都有哪些？

可调节肠道功能、预防便秘的益生菌有乳杆菌和双歧杆菌，它们在维持正常的肠道蠕动方面具有重要作用。由于双歧杆菌和其他专性厌氧菌有产酸功能，能使肠腔内处于一个酸性环境，具有调节肠道正常蠕动、维持生理功能的作用。如果肠道内缺乏双歧杆菌，肠道的蠕动功能降低，肠腔内的粪便就不易排出体外，可造成便秘。偶尔发生的生理性便秘，在解除精神因素或改变饮食习惯后就会消失。

3.5 有通便的膳食良方吗？

（1）花生米拌芹菜：花生米含有丰富的油脂，可以润肠通便。芹菜中含有大量的纤维素，能促进胃肠蠕动，促进大便排出。

（2）海带萝卜汤：海带几乎不含脂肪而含大量膳食纤维及多种必需的微量元素，所以有“长寿菜”的美名。海带和萝卜做汤时，切成块状，放芝麻油或花生油更有利于通便。

（3）木耳白菜汤：木耳含有丰富的菌类多糖，具有滋养强壮、补血治血、滋阴润燥、养胃通便、益智健脑等功用。白菜也是富含膳食纤维的食物，这两种食物搭配做汤会叠加通便的作用。

3.6 便秘的患者如何选择食物和安排膳食？

（1）多选择纤维素含量丰富的食物：富含纤维素的食物有蔬菜中的芹菜、韭菜，主食中的番薯、粗粮等；效果更好的纤维主要存在于香蕉、苹果等水果，以及海带、紫菜苔藓等食物中。

- 每日选择 1 ～ 2 种粗粮替换部分精粮主食；
- 每日摄入半公斤以上的蔬菜，绿叶蔬菜不低于 1/3；
- 每日选择 1 ～ 2 种水果；
- 每日饮用 150 ml 酸奶；
- 每日摄入 15 g 左右的核桃仁、黑芝麻、松子仁；
- 每周选择 2 ～ 3 次海带或木耳等菌藻类食物。

（2）多饮水，晨起空腹饮 1 杯淡盐水，对防治便秘非常有效。

（3）适量增加运动，尤其是锻炼腹肌力量，也可每日增加提肛运动。

（4）不用或少用刺激性食物或调味品，如辣椒、咖喱粉、浓茶等。

（5）培养良好的排便习惯，定时排便。

4

不要轻视胃食管反流

胃食管反流指胃内容物反流入食管、口腔（包括喉部）或肺所致的症状和并发症。西欧及北美胃食管反流的发生率为 10% ～ 20%，中国目前尚缺乏关于胃食管反流情况的调查报告。10 多年前的调查显示，北京和上海两地人群胃食管反流患病率为 5.77%。近年来，国内胃食管反流的患病率逐年增长。胃食管反流的发生与肥胖、不良的生活方式和饮食习惯有关。

关键词

胃食管反流，体重，吸烟，饮酒

近20年来，中国人的膳食结构和饮食行为发生了巨大变化，胃食管反流的患病人数也逐年增长。大量饮用酸性饮料，进食高胆固醇、高脂肪、低膳食纤维食物，过多食用薄荷、洋葱、大蒜、甜食等都是造成患病人数增加的重要原因。另外，饮食量及就餐时间与胃食管反流也有关。大量进餐可使胃底扩张，因而反流概率增加，而餐后即躺也会使反流更易发生。

烟草中的尼古丁可降低食管下段括约肌压力，使其处于松弛状态，从而加重反流；酒会刺激胃酸分泌，还能使食管下段括约肌松弛。因此，抽烟、酗酒是胃食管反流发生的危险因素。另外，过多地饮用咖啡、浓茶，过度弯腰，穿紧身衣等不健康的生活习惯也会诱发反流。

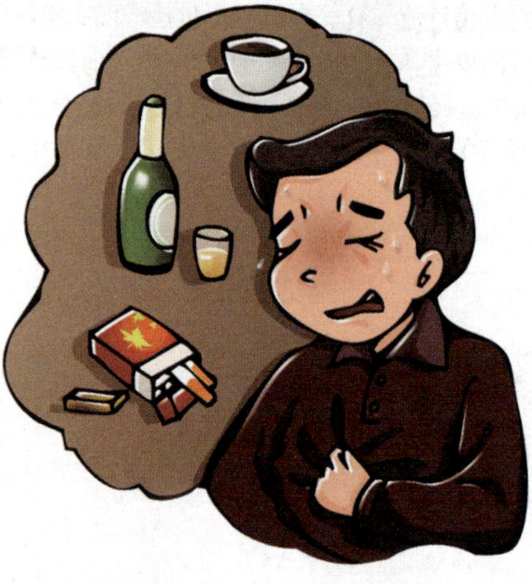

温馨提示

控制体重，少量多餐，低脂饮食，忌酒戒烟，避免餐后就睡，睡觉时抬高床头15～20 cm，避免穿紧身衣和皮带束得太紧等对预防和控制本病都有良好的效果。

5

不可忽视的“胃病”——胃炎

胃是食物消化吸收的重要器官，胃病是导致营养物质消化吸收不良的元凶之一。胃炎包括急性胃炎（即急性胃肠炎）和慢性胃炎。通常人们所说的胃炎一般指慢性胃炎，它虽不是大病，但胃的不适严重影响进食的乐趣，加之缠绵的痛苦，令许多患者苦不堪言。饮食虽不能对治疗胃炎起决定性作用，但合理的饮食调配会使病症缓解，使患者感觉舒适。

关键词

胃炎，少渣饮食，少量多餐

5.1 得了萎缩性胃炎与非萎缩性胃炎应怎样吃饭？吃什么食物好？

呕吐、腹泻严重、有消化道出血的患者应禁食，24～48小时内不能吃东西。能进食者，开始也应该以清流质、流质饮食为主，如先进食米汤、藕粉、稀释果汁等，随症状缓解增加稠米汤、嫩蛋羹等。伴有肠炎的腹泻、腹胀者禁食牛奶、豆浆、蔗糖等产气食物。病情缓解后给予易消化的低脂、少渣、半流质食物，如米粥、肉末粥、嫩菜碎细挂面甩蛋、小馄饨等，逐渐增加烤面包片、烤馒头片、苏打饼干、氽鱼丸、虾球、肉丝等少渣软食。忌食含纤维较多的蔬菜、生水果、煎炸食物，减少烹调油用量；禁饮酒、产气饮料，禁食辛辣刺激性食物如辣椒、胡椒、咖喱、芥末等。少食多餐，每天5～7餐。

萎缩性胃炎患者除按照慢性胃炎饮食安排进食外，由于胃酸常常分泌过少，多有腹胀、食欲减退、消化不良等，并出现贫血、消瘦等营养不良症状，可以进食浓肉汤、肉汁以及酸性的水果、果汁等刺激胃酸分泌，改善食欲。同时注意补充肉类、贝类、鱼类、禽蛋类、动物肝脏等含铁、维生素B_{12}丰富的食物，还应选择高蛋白、低脂食品。

非萎缩性胃炎（即浅表性胃炎）患者常常胃酸分泌过多，应禁用刺激胃酸分泌的食物，选用能中和胃酸的食物。

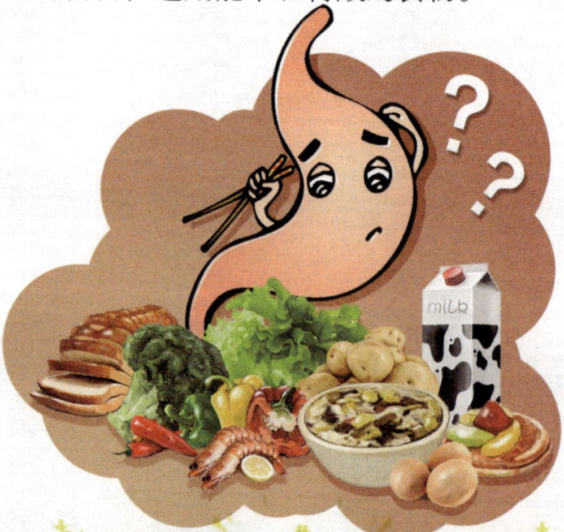

5.2 慢性胃炎患者如何安排饮食？

慢性胃炎患者的食物要清淡、少油腻、细软碎烂、易消化。不能吃生冷、辛辣刺激和坚硬食物以及过于粗糙的食物，如冷饮、冰激凌、浓咖啡、辣椒、油炸食品、糯米做的黏食（如年糕）及玉米饼、窝头等。进食需细嚼慢咽，饮食应该规律、定时定量，勿暴饮暴食，尤其晚餐应七分饱，切忌餐后马上就寝。干稀搭配，一次进食量不足时可采取两餐之间加餐，以保证营养摄入充足。

5.3 胃酸过多的患者应该吃什么食物？

胃酸过多的患者应该避免食用原汁浓汤，鱼、虾、鸡肉、瘦肉类等食物应该煮过后再烹饪菜肴，以减少对胃的刺激，减少胃酸分泌。鲜牛奶有较强的中和胃酸的作用，烤面包干和带碱的烤馒头干也具有中和胃酸的作用，均适合胃酸过多的患者选用。胃酸过多的患者还应该采用低脂饮食，减少烹调用油。

小知识

膳食纤维是人体必需的营养素之一，包括可溶性纤维和不可溶性纤维（粗纤维）。它虽不能被肠道消化吸收，但对维持人体健康却是必不可少的。它能够改善便秘，有益肠道健康。它还可以降低血清胆固醇水平，降低餐后血糖及胰岛素水平，从而起到预防和改善血脂异常和糖尿病的作用。

6

合理膳食抗溃疡

消化性溃疡是胃肠道与消化液接触部位形成的慢性溃疡，多发于胃及十二指肠（即胃溃疡和十二指肠溃疡），是消化道常见的慢性病之一。合理的膳食营养是消化性溃疡综合治疗中不可缺少的重要措施之一，尤其对预防复发和防治并发症、促进溃疡面愈合有重要的意义。

关键词

消化性溃疡，蛋白质粉，胃酸

6.1 蛋白质粉有助于溃疡的愈合吗？

蛋白质可对胃酸起缓冲作用，中和胃酸，但另一方面，蛋白质在胃内的消化又可促进胃酸的分泌。因此，在均衡膳食的前提下，充足且适量的蛋白质摄入有助于溃疡愈合。如日常未摄入足够的蛋白质，可考虑适当补充蛋白质粉。但要注意防止过犹不及，以免过多的蛋白质摄入反而进一步促进胃酸分泌，增加消化道负担，影响溃疡愈合。提倡在日常膳食中摄入足够的蛋白质，其中每日摄入至少1/3的优质蛋白质，以促进溃疡的修复。可适当选食乳类、蛋类、瘦肉类、豆浆、豆腐脑等。

6.2 消化性溃疡患者多吃稀饭好吗？

胃病患者在饮食方面应以稀饭为主是一个约定俗成的认识。其实不然，消化性溃疡患者应少吃稀饭。因为稀饭易吞咽，人们在进食时往往不会再去细嚼慢咽，食物无法与唾液及其他消化液充分混合；另外，稀饭所含水分较多，会稀释口腔及胃肠分泌的消化液。这样，食物进入消化道后反而不易被消化。再者，稀饭体积较大，进食后胃部膨胀使胃运动缓慢，进一步增加了胃的负担。此外，大家一般是趁热食用稀饭，过热进食易对胃黏膜造成刺激和损害，可能会进一步加重消化性溃疡。

6.3 牛奶养胃吗？

牛奶是消化性溃疡患者膳食中的常用食物，因为牛奶开始进入胃部时，其中的酪蛋白和脂肪可中和胃酸和抑制胃酸分泌，适量饮用有利于溃疡愈合。但其消化产物及牛奶中的钙可刺激胃酸分泌，甚至这种刺激作用大于其中和作用。加之还有人存在牛奶不耐受的问题，饮用牛奶后会有胀气、不消化等感觉，进一步加重胃部的不适感。

所以，可根据实际情况适当饮用适量牛奶。而对于牛奶不耐受的人，不宜喝牛奶。

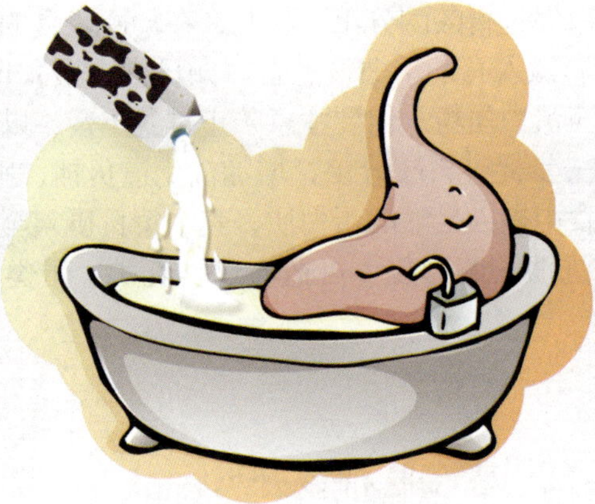

特别忠告

消化性溃疡的饮食禁忌：避免过冷、过热、过咸、油腻、多渣、坚硬、粗糙的食物，以及刺激性强的食物如辛辣食物、咖啡、烈酒、浓茶等。除此以外，我们平时容易忽略的刺激胃酸分泌的食物也要少吃，包括：浓肉汤、浓缩果汁、咸食、甜食、糖醋食品，以及易产酸产气的食物如生葱、生蒜、红薯、蒜苗、洋葱等。

7

炎症性肠病患者营养不良最要命

炎症性肠病是以“腹痛、腹泻”为表现的慢性病。长期的肠道症状导致患者进食及吸收减少，大部分患者都存在营养不良。不论在药物治疗的发作期还是缓解期，患者饮食营养均是治疗的基础，甚至在药物治疗效果不佳时，合理的饮食营养治疗仍然是关键所在。

关键词

炎症性肠病，营养不良，乳糖不耐受症

7.1 什么是炎症性肠病（克罗恩病、溃疡性结肠炎）？

炎症性肠病是一种病因尚不明确的慢性肠道炎症性疾病，包括溃疡性结肠炎和克罗恩病两个疾病。溃疡性结肠炎病变主要累及结肠黏膜和黏膜下层，范围多自远段结肠开始，逆行向近段发展，可累及全结肠及末段回肠，呈连续性分布，表现为腹泻、腹痛和黏液脓血便。克罗恩病为慢性肉芽肿性炎症，病变可累及胃肠道各部位，以末段回肠及其邻近结肠为主，多呈节段性，表现为腹痛、腹泻、瘘管、肛门病变等。两者均可合并有不同程度的全身症状。克罗恩病病变主要在小肠，常常合并较严重的营养不良。

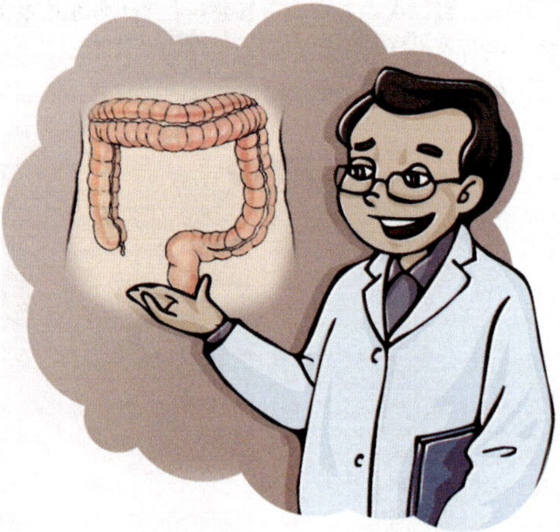

7.2 炎症性肠病患者应该吃什么?

患者处于急性发病期时，短期可采取完全肠外营养，然后过渡到肠外营养与肠内营养合用，再给予肠内营养及膳食调配。随病情缓解，膳食调配如下：清流食—流食—厚流食—无渣半流食—软食—普食。处于急性期的患者在餐次上可采用少量多次。

在食物选择上，宜选用精米、精面粉、鸡蛋、瘦猪肉、牛肉、鱼虾等。补充维生素和矿物质可选用菜汤、果汁等，必要时可直接补充相应营养素补充剂。

患者应禁止摄入烈性酒等辛辣刺激性食品，忌食硬果类、种子类、豆类食品，以及富含膳食纤维的蔬菜、水果。患者根据喜好和耐受程度，可适当食用乳类及其制品。避免摄入含咖啡因的食物（如浓茶、咖啡、可乐等）。

烹调上以煮、烩、蒸、汆为主，禁油炸或浓调味品。

7.3 炎症性肠病患者能喝牛奶吗？

牛奶是一种营养较全面的食品，富含优质蛋白质、钙和维生素等。但是若体内缺少乳糖酶，食用牛奶后会出现腹痛、腹胀、腹泻、排气增多等症状，即常说的乳糖不耐受症，而炎症性肠病的临床表现与乳糖不耐受症症状相似。也有研究显示，牛奶是炎症性肠病的潜在危险因素，这可能与牛奶中的蛋白质成分使肠道黏膜产生变态反应有关。因此，炎症性肠病患者需慎用牛奶。

小词典

乳糖不耐受症是一种由于人体缺乏乳糖酶导致营养吸收障碍的常见先天遗传性疾病。人体摄入较多乳糖后，因无法把乳糖分解成葡萄糖及半乳糖，导致肠内堆积大量短链脂肪酸及氢气，出现腹泻、腹胀或腹绞痛等症状。

8

控制胰腺炎，饮食很关键

胰腺是人体重要的消化器官，分泌许多消化食物所必需的酶。这些消化酶没有被“激活”之前，在胰腺内是安全的，当多种原因导致胰酶在胰腺内被“激活”，胰腺就出现“自己消化自己”的情况，产生不同程度的损害和炎症反应，引发急性胰腺炎。慢性胰腺炎则是反复持续的炎症结果。无论哪一类型的胰腺炎，科学吃、管好嘴都是预防和治疗的关键。

关键词

胰腺炎，饮酒，低脂饮食

8.1 暴饮暴食易诱发胰腺炎吗？

暴饮暴食的确是目前公认的急性胰腺炎的诱因之一，特别是饱食含大量脂肪的食物及大量饮酒。这些原因易引发胰液排泄障碍、胆汁回流到胰腺内，胰管压力增高破裂导致胰液漏出，“激活”胰酶导致急性胰腺炎。其他常见的诱因还有胆道感染、胆结石、高脂血症、外伤等。

8.2 胰腺炎患者除了不能吃油腻的东西，还应注意什么？

预防胜于治疗，胰腺炎也是如此。高脂肪食物（肥腻、油炸的食物）容易诱发胰腺炎，而高蛋白食物（如猪肉、牛肉等）往往也含有较多脂肪，发病期间应避免食用。平时要注意吃得淡、吃得慢、不饱食、不暴饮暴食、不大量饮酒，节假日期间更要节制饮食。此外，及时发现胆道疾病并规范治疗，预防和治疗血脂、血糖异常，肥胖者积极参加体育锻炼，合理饮食、控制体重，都可起到积极的预防作用。

8.3 慢性胰腺炎患者选择食物应注意什么？

除了 8.2 中所述的注意事项外，慢性胰腺炎患者在选择食物时还应注意：避免刺激性食物，不要吃太硬、太酸、太辣、太咸的食物，以免刺激胰腺过度分泌，不利于疾病恢复；水果应当选择不太酸的品种，如香蕉、苹果、西瓜等。一些容易引起腹胀的食物如黄豆、蚕豆等也要注意少吃。此外，富含膳食纤维的食物容易加重腹泻，比如蒜苗、韭菜、红薯、萝卜等。

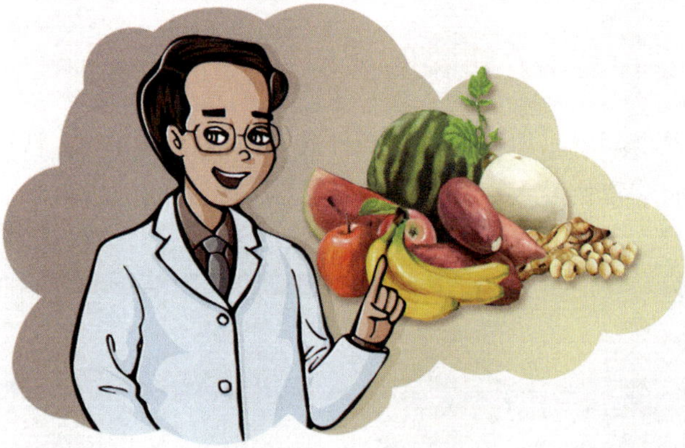

温馨提示

限制食物中的脂肪对于控制胰腺炎非常关键。食物中的脂肪包括“看得见的脂肪”和“看不见的脂肪”。前者如肥肉、煎炸食物等，后者常见的有酥脆的点心、富含油脂的坚果如花生、葵花子、榛子等。患者在选择时应当注意其配料和制作方式，对于预包装食物，请别忘了仔细阅读营养标签。

9

大吃大喝小心肝

肝是人体物质代谢的中枢和化工厂，也是脂类代谢的中心。脂肪肝是指由各种原因引起的肝细胞内脂肪堆积过多的病变，是一种常见的临床现象，而非一种独立的疾病。脂肪肝的发生与大吃大喝关系密切，改变饮食习惯和合理选择食物可以控制脂肪肝。

关键词

脂肪肝，饮酒，油炸食物，糖，甜点，体重

9.1 为什么大吃大喝的人容易患上脂肪肝？

一般情况下，大吃大喝离不开酒和肥甘厚味的食物。脂肪肝分为酒精性脂肪肝和非酒精性脂肪肝两大类。酒精性脂肪肝患者一般有长期饮酒史，这是因为酒精进入人体后，主要在肝内进行分解代谢，酒精对肝细胞的毒性使其对脂肪酸的分解和代谢发生障碍，引起肝内脂肪沉积而造成脂肪肝。非酒精性脂肪肝多为肥胖性脂肪肝，患者长期摄入过多的动物脂肪、植物油、蛋白质和碳水化合物，这些食物在体内不能被充分利用，过剩的营养物质便转化为脂肪储存起来，除了堆积在腹部、臀部等以外，也会造成肝细胞内脂肪的蓄积。一般来说，肝内脂肪堆积的程度与体重成正比。

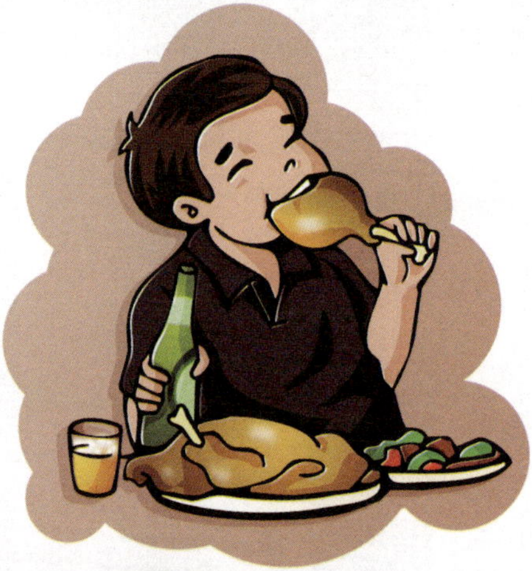

9.2 脂肪肝患者选择食物时应该注意什么？

身体里的脂肪并不是单纯来源于吃进去的肥肉、油炸食品等高脂肪食物，糖和甜食在肝内也可以转化为脂肪，加重脂肪肝病情，对于这些看不见的“潜在脂肪”要特别小心。所以应不吃或尽量少吃甜食，如高糖糕点、饼干、冰淇淋和糖果等。脂肪肝患者碳水化合物的选择应主要来自粮食、蔬菜和水果的多糖。脂肪是人体能量的主要来源之一，过高的脂肪摄入可使人体重增加，体内脂肪合成增多，诱发和加重脂肪肝，所以适量的脂肪摄入有利于控制脂肪肝。但并不是说脂肪肝患者需要“零”脂肪，如果过于严格地限制脂肪摄入，会造成脂溶性维生素缺乏，所以脂肪肝患者应尽量选用脱脂牛奶、鸡蛋清、鱼类、虾类等高蛋白、低脂肪的食物，促进肝细胞复原和再生。

特别忠告

千万别忽视了脂肪肝的危害。简单地说，少吃、多动、控制体重是控制脂肪肝的有效办法。

10

慢性肝炎患者的饮食对策

慢性肝炎是由多种原因引起的、以肝损害为主的全身性疾病。慢性肝炎的临床表现轻重不一，轻者可毫无症状或有轻微不适，严重者可有肝功能衰竭。因为肝是营养代谢的关键器官，所以合理的饮食可以促进肝细胞的修复和维护肝功能。

关键词

慢性肝炎，低脂饮食，戒酒

10.1 为什么慢性肝炎患者要多吃富含蛋白质的食物?

患肝炎时，肝内蛋白质分解增加，补体、白蛋白水平下降。重症肝炎常有蛋白质代谢紊乱、酶活性异常、机体免疫力下降、凝血机制障碍、易发生出血等症状。充足供给优质的蛋白质可以维持氮平衡，增强肝内酶的活性，增加肝糖原含量，有利于受损肝细胞的修复和再生，改善肝功能，提高机体免疫力。所以，慢性肝炎患者平时应注意多吃奶和奶制品、蛋类、肉类、大豆和豆制品等富含蛋白质的食物。但当肝功能变差或出现其他并发症时，应适当限制蛋白质的摄入。

10.2 为什么慢性肝炎患者不能吃得太油腻?

肝炎患者胆汁分泌减少，对脂肪的消化吸收功能减弱，并且大多厌油腻。脂肪摄入过多会延长胃排空，影响食欲，也可能引起脂肪泻，但脂肪限制太严格也会影响患者食欲和脂溶性维生素的吸收。所以，慢性肝炎患者的脂肪摄入以患者能耐受，又不影响其消化功能为宜。

10.3 为什么慢性肝炎患者不能饮酒?

酒精的衍生物乙醛会损伤肝细胞膜，长期大量饮酒本身就会引起酒精性肝炎。慢性肝炎患者若继续饮酒，会进一步加重肝损害，加重病情。

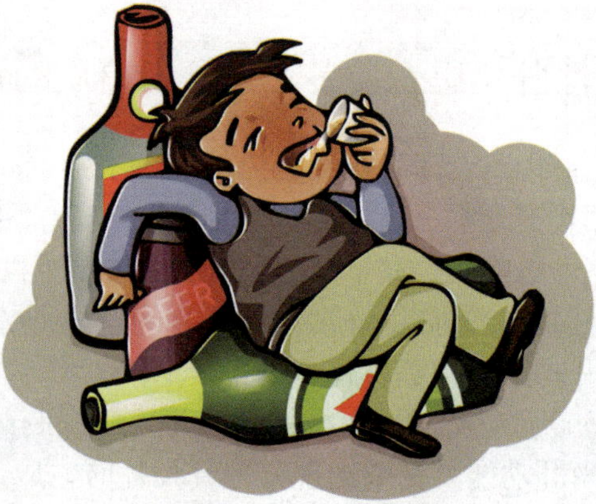

10.4 慢性肝炎患者适宜和不适宜吃的食物有哪些?

适宜的食物有粮谷类、奶类、蛋类、水产品、瘦肉、大豆和豆制品、新鲜蔬菜、水果、适量植物油。不适宜的食物有肥肉、动物油、甜食、刺激性食物和调味品、油炸食物、粗糙坚硬的食物、霉变食物。此外，慢性肝炎患者还应忌酒，慎用或少用药物。

特别忠告

一定要保护好我们的肝。

肝是人体最大的消化腺，一般重量在1250 g左右，也是新陈代谢最旺盛的器官，担负着极其重要而复杂的功能，包括：①代谢功能，如糖代谢、蛋白质代谢、脂肪代谢、维生素代谢、激素代谢等；②胆汁生成和排泄；③解毒功能；④免疫功能；⑤凝血功能；⑥造血、储血和调节循环血量的功能。有人称肝为人体最大的“加工厂”，人不能离开肝而存活，所以一定要保护好我们的肝。

温馨提示

慢性肝炎患者要注意多吃新鲜蔬菜和水果。

肝与多种维生素的代谢有关，肝炎患者可出现多种维生素的代谢紊乱和缺乏。增加维生素的供给量有利于肝细胞修复，增强其解毒功能，提高机体免疫力。新鲜的蔬菜和水果可以提供人体所需的多种维生素和矿物质，因此要适当多吃。

11

肝硬化离你有多远

肝硬化是各种慢性肝病的结局，常见原因有病毒性肝炎、酒精性肝炎等。我国是全球肝硬化发病率和死亡率最高的国家。世界卫生组织号召全球所有国家和地区共同关注肝病及肝硬化的防治工作，并提出“远离肝硬化，防止肝恶变”。肝硬化可引起多种营养物质代谢障碍，正确饮食有助于慢性肝病患者远离肝硬化。

关键词

肝硬化，少渣饮食，蛋白质，豆制品

11.1 什么是肝硬化?

肝硬化是一种常见的慢性肝病。引起肝硬化的病因很多，我国以病毒性肝炎所致的肝硬化为主。这些病毒性肝炎主要包括乙型肝炎、丙型肝炎和丁型肝炎，甲型肝炎和戊型肝炎不会发展为肝硬化。患者早期无明显症状，后期则出现一系列不同程度的门静脉高压和肝功能障碍，直至出现上消化道出血、肝性脑病（肝昏迷）等并发症而死亡。

11.2 肝硬化患者如何选择主食?

肝硬化患者主食要充足，每天 5 ～ 8 两 *，这样可以节约蛋白质，加速肝糖原贮存，使肝细胞再生。主食来源是粮谷类和薯类食物，如小麦、大米、小米、红薯等。若病情许可，可选用富含 B 族维生素的粗粮及杂粮，如全麦面包等。如果患者胃口欠佳，不能进食足够的主食，可以饮用鲜果汁、藕粉、蜂蜜等甜饮品。特别提醒的是，饮酒会诱发及加重肝硬化，肝硬化患者应绝对禁止饮酒或饮用酒精性饮料。

11.3 得了肝硬化，如何选择肉、蛋、奶、豆类食物?

肉、蛋、奶、豆类食物富含蛋白质，而蛋白质是肝细胞修复、再生和抗体产生的主要原料。因此，肝硬化患者应摄入高蛋白饮食，并以优质蛋白质为主，如瘦肉类、蛋类、奶类等。豆类富含支链氨基酸，也可以适当选择。在肉类的选择上，尽量各种肉搭配着吃。“四条腿”的猪、牛、羊肉是红肉，富含铁，可预防因肝硬化而导致的贫血；牡蛎、扇贝等富含锌，而肝硬化患者血清锌水平降低，需要补充

---

*1 两 = 50 g。

锌。以体重为 70 kg 的患者为例，每日应保证摄入 1 个鸡蛋、250 ml 牛奶、2 ～ 3 两瘦肉、2 两豆腐。

伴有顽固性腹水者，食欲极度减退，可采用肠内营养或肠外营养。

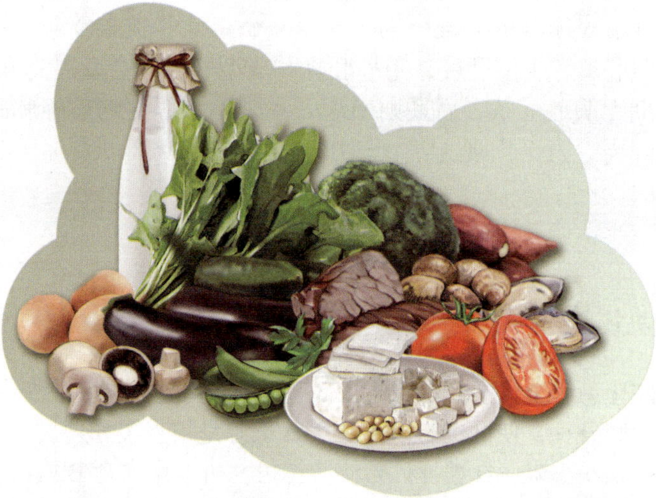

11.4 肝硬化患者对蔬菜和水果有什么特殊要求?

肝硬化患者首先要选择时令新鲜的蔬菜和水果。另外，要选择深色蔬菜和酸味水果，因其富含有促进解毒作用的维生素 C。合并凝血障碍者应适当多选绿色蔬菜、花菜类，因其富含维生素 K。合并食管静脉曲张的患者要适当选用含纤维素少的食物（少渣食物），如冬瓜、茄子及西红柿等。

11.5 肝硬化患者要限制摄入盐和水吗?

对于有腹水和水肿的患者，应严格限制钠和水的摄入。因为每进入体内 1 g 钠，就可多滞留约 200 ml 液体，因此，轻度腹水者禁食一切腌制类食物，如咸菜、榨菜、豆腐乳、咸蛋、腌肉等。每日食盐供给量应少于 2 g（可用限盐勺来掌握，1 啤酒瓶盖平齐为 4 g 盐）。严重腹水者应采用无盐饮食，禁用含钠多的食物，如加碱的馒头、油条、芹菜等。服用排钾利尿剂时应补充钾盐，也可适当选择一些富含钾的食物，如口蘑、菜花、菠菜等。水应限制在每天 1000 ml 左右。

11.6 肝硬化患者合并食管静脉曲张时应怎样选择食物？

有食管或胃底静脉曲张者，应避免一切生、硬、脆、糙及刺激性食物，例如：①带刺的鱼块、带碎骨的肉或鸡块。因鱼刺或碎骨会将曲张的食管静脉划破导致大出血。所以，吃鱼时应将鱼刺去掉后做成鱼片或鱼丸，吃排骨和鸡块时，应先把骨头挑出。②粗纤维的食物，如韭菜、芹菜、豌豆芽等。③黏性的食物，如粽子、年糕、汤圆等。④刺激性食物及调味品，如辣椒、大蒜、洋葱、胡椒、芥末等。⑤产气食物，如豆浆、白糖等。

烹调方法忌用炸和煎，应以蒸、煮、炖、氽等烹调方法为主，食物应选择细软、易消化、少纤维的软食或半流食，如冬瓜丸子汤、西红柿蛋花汤、面条、小米粥等。要少食多餐，每日进餐 4 ～ 5 次。

上消化道出血时应禁食。

11.7 肝硬化会导致肝性脑病（肝昏迷）吗？

肝硬化会导致肝功能衰竭和肝性脑病。肝性脑病是以代谢紊乱为基础的中枢神经系统功能紊乱的综合征，主要临床表现是意识障碍、行为失常和昏迷，是急、慢性肝病的危重表现，常直接威胁患者生命。

11.8 肝性脑病患者的饮食有哪些特点？

肝性脑病患者每日的能量应完全由葡萄糖提供，停用一切富含蛋白质的食物，并补充多种微量元素。待患者复苏后，蛋白质应逐渐缓慢供给，并以植物蛋白质为主，如豆浆、豆腐脑等。待病情有所好转，可逐渐增加少量动物性食品，并从产氨少的食物开始，如牛奶产氨最少，鸡蛋次之，肉类产氨最多。

温馨提示

肝硬化患者往往伴有食管静脉曲张，为了避免粗糙的食物刺激食管静脉而造成大出血，要注意选择少渣的食物，避免坚硬、粗糙和带骨、刺的食物。

12

控制胆囊炎和胆石症的招法

胆囊炎是由于胆囊管阻塞和细菌侵袭而引起的胆囊炎症，胆石症即胆囊或胆管发生了结石。随着国人生活条件及营养状况的改善，胆石症的发生率逐年升高，尤其是胆囊结石的发生率显著增加。胆石症以女性患者多见，尤其是较肥胖的女性。胆石症的发生与吃糖过多、高脂肪饮食、饮酒和吸烟等饮食和生活习惯相关。

关键词

胆囊炎、胆石症、甜食、低脂饮食、酒

12.1 哪些饮食因素可能诱发胆囊炎和胆石症?

胆汁是肝分泌的消化液，承担着消化食物脂肪的任务；胆囊是储存胆汁的器官。在非消化期间，胆汁存于胆囊中；当我们吃进食物时，其中的脂肪会刺激胆囊收缩排出胆汁。胆石症和胆囊炎互为因果，胆石症常促发胆囊炎，胆囊炎又可诱发胆石症。膳食因素与胆囊炎和胆石症的发病有直接和间接的关系，如饮食没有节制、无规律、长期不吃早餐、暴饮暴食、高脂高蛋白饮食、低膳食纤维膳食等，均可诱发胆囊炎和胆石症。

12.2 胆囊炎和胆石症患者可以吃甜食吗?

甜食不会导致胆囊收缩，但甜食摄入过多可造成能量摄入超标，易转成脂肪储存起来，造成超重和肥胖。所以，胆囊炎和胆石症患者少量食用甜食是可以的，但应避免大量和经常食用。

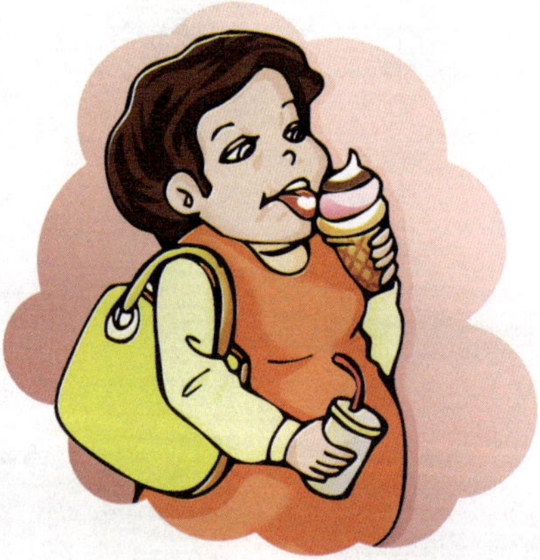

12.3 胆囊炎急性发作患者和胆石症患者如何安排进食和选择食物?

胆囊炎急性发作是临床常见的急腹症之一。常因结石在胆囊管嵌顿导致梗阻、胆囊内胆汁郁积、浓缩的胆盐损害胆囊黏膜导致炎症发生，细菌感染和化学刺激也是常见因素。急性胆囊炎以城市居民、老年人、肥胖女性发病率高。

病情轻的单纯性胆囊炎可选用药物治疗；化脓性或坏疽性胆囊炎应及时手术治疗，避免出现并发症。

病情较轻的急性胆囊炎主要进行保守治疗，开始时应禁食，缓解后可给予清流质饮食，如米汤、藕粉、米粥、无油炒面、要素膳等，病情进一步好转后可以进食少油的半流质饮食，如面条、疙瘩汤、鸡蛋菜末面片、瘦肉、鱼、蛋、奶和水果及鲜菜等。忌食油煎、油炸食物，忌食蛋类、肉汤及忌饮酒。

特别忠告

高脂肪饮食常常是诱发胆囊炎急性发作的因素。胆囊炎、胆石症患者一般宜吃低脂肪、低胆固醇饮食。除避免肥肉、油煎和油炸食品外，含油脂较多的干果（开心果、核桃仁、瓜子等），籽仁类食物，蛋黄，动物脑、肝、肾，鱼子，蟹黄等食品也宜严格限制。酒类、刺激性食物、浓烈的调味品均可促进胆囊收缩，使胆道括约肌不能及时松弛，造成胆汁流出困难，易诱发胆囊炎急性发作。

13

科学饮食，让高血压“低头”

高血压在人们的日常生活中已经成为常见病、“时髦病”，由于高血压常常无症状却危害巨大，所以被人们称为“静默的杀手”。在高血压的治疗中，除了调整生活方式、按时服药外，科学饮食也是“降压利器”之一。了解高血压的易患因素、掌握有利于控制血压的营养成分常能事半功倍。以下介绍一些生活小技巧，帮助大家轻松实现科学饮食。

关键词

高血压，食盐，肥胖，生活方式，酒精，地中海膳食，终止高血压膳食

13.1 为什么多吃盐会升高血压？

从我国居民高血压患病率来看，北方明显高于南方，而食盐摄入量也是北方人高于南方人。食盐的主要成分是氯化钠，它给我们的味觉感受是“咸”。适量摄入盐对人体是有益的，但摄入过量会使水分在人体内滞留，促使体内的血容量相对增加。钠在体内蓄积还可使动脉血管壁增厚，导致血管通路变窄，从而使心脏将血液注入血管的阻力变大，血管壁增厚也使血管的弹性发生改变，这些都可引发高血压。

13.2 为什么说高血压是一个生活方式病？

虽然高血压是一种常见病、多发病，但是其具体的发病原因并未完全搞清。众多研究表明，绝大多数原发性高血压与生活方式，尤其是不良饮食习惯有密切关系。目前公认的影响血压的主要生活因素除了吸烟、大量饮酒、肥胖以及精神压力外，一些饮食习惯如摄入过多食盐、过少的新鲜水果和蔬菜、大量肥肉和荤油，以及过多的甜食、饮料、精米精面等都与高血压的发生密切相关。建立以平衡膳食为主的健康生活模式可以有效地降低血压和（或）延缓疾病进展，所以说高血压是一个生活方式病。

13.3 为什么吃素仍会发生高血压？

当前有很多朋友为了身体健康而选择“吃素”，因为有些宣传说吃素可以降压降脂。然而不再吃肉、蛋类和奶及奶制品之后，却发现血压依然高起来，这是为什么呢？因为“戒掉”肉、蛋、奶后，人们会因为饥饿而摄入更多的精米精面、植物油或者高糖高油的零食等，导致摄入能量超过身体需求，时间一长，同样会造成肥胖以及相关的高血压。

13.4 为什么高血压偏爱肥胖者？

多数高血压患者合并有超重或肥胖，有证据表明腹型肥胖者更容易发生高血压。这可能是因为肥胖者体内的胰岛素水平较高，使肾的水钠重吸收增加，易引起体内水钠潴留，同时血管收缩增强、动脉壁弹性减退，引起血压升高。因此，高血压更喜欢找肥胖者。限制能量摄取，增加活动量，使体重减轻后，大多数高血压患者的血压会有一定程度的降低。

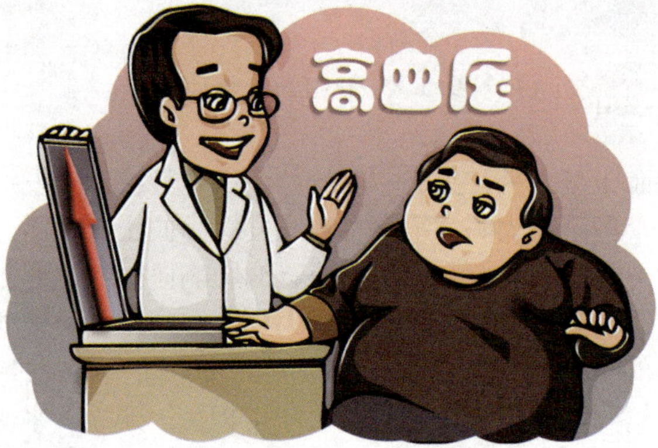

温馨提示

动物脂肪和胆固醇含量高的膳食能升高血压，而植物油中富含的不饱和脂肪酸具有扩张血管的作用，从而降低血压。但不论何种脂肪，摄入量过多时，均可引起肥胖症；同时，高脂肪高胆固醇饮食容易致动脉粥样硬化，从而导致高血压。

13.5 为什么少吃盐就能降血压?

为了防治高血压，专家建议应从婴幼儿时期开始就养成清淡、少吃盐的习惯，但还需要注意除了盐以外的各种富含钠盐的食物，比如酱油、味精、腌芥菜头、酱萝卜、榨菜、腌雪里蕻、黄酱、腌酸菜、火腿肠等高盐食品，其中 5 ～ 6 ml 酱油就相当于 1 g 盐。目前，世界卫生组织推荐的正常成人每天食盐总量为 6 g，这是指总摄入量，包括食盐和食物中所含的钠盐。国际临床营养研究证实，让高盐饮食（每日 10 g 以上钠盐）的高血压患者改吃低盐饮食（每日 4 g 以下钠盐），经过 3 个月的饮食治疗，患者的收缩压平均降低 2.2 mmHg。

小窍门

“嗜盐如命”的人可以加点醋或用糖醋调味，以弥补盐分缺乏的“遗憾”；或者学会利用菜肴原本的味道，如番茄炒鸡蛋，可以不加太多的盐。此外，市场上有高钾低钠盐，也可作为钠盐的部分替代品。

13.6 为什么补钙、补镁有利于降压?

有研究发现，饮食长期缺钙的人群更容易血压升高，这可能与缺钙造成动脉硬化而降低了血管的弹性有关。对于中老年人来说，多吃富含钙的食物可以减轻动脉硬化，有助于血压下降。膳食中，奶制品、豆制品、海产品以及绿色蔬菜含钙丰富。同样，膳食镁也能增加血管弹性和收缩力，对高血压患者具有扩张血管作用，从而降低血压。在膳食中，坚果、蔬菜、海产品的镁含量丰富。

13.7 为什么膳食纤维有助于降压？

膳食纤维是植物性食物中无法被人体消化吸收的物质，主要存在于全谷类和蔬菜水果中，如纤维素、半纤维素、果胶、木质素、菊粉等。膳食纤维具有预防便秘、促进肠道健康的作用。富含膳食纤维的饮食可抑制胆固醇的吸收，促进胆固醇代谢，减少脂肪吸收，减轻体重，从而有利于降低血压。

13.8 为什么大量饮酒不利于血压控制？

酒精对心血管有双向作用。许多研究证实，少量饮酒者患心血管疾病的危险有一定的下降趋势，但对中度和大量饮酒者，患心血管疾病的危险性明显增加。偶尔一次大量饮酒仅引起一过性的血管痉挛收缩，是可恢复的。但是长期大量饮酒会使血管壁持续收缩，导致血压升高。不仅如此，过度饮酒还会影响多数降压药物的药效，使降压变得更为困难。

温馨提示

到目前为止，适量饮酒对心血管系统的保护作用及相关机制尚待深入研究证实，并且世界卫生组织已把少量饮酒有利健康的观点改为“酒，越少越好”。因此，不必为了预防心脏病而考虑开始饮酒。

13.9 为什么“地中海膳食”有助于降压？

“地中海膳食”是泛指希腊、西班牙、法国和意大利南部等处于地中海沿岸的南欧各国，以蔬菜、水果、鱼类、五谷杂粮、豆类和橄榄油为主的饮食模式。其特点是富含植物性食物，包括水果、蔬菜、谷类、豆类和果仁等；食物的加工度低，新鲜度较高，以食用当季、当地产的食物为主；橄榄油是主要的食用油，脂肪提供的能量占膳食总能量的 25% ～ 35%，饱和脂肪酸所占比例较低，为 7% ～ 8%；每天食用少量奶酪和酸奶，每周食用适量的鱼、禽、蛋；以新鲜水果作为每日餐后食品，甜食每周只食用几次；每月仅食用几次红肉；有适量饮用葡萄酒的习惯。从地中海饮食的结构中可以看到，通过调整膳食中脂肪酸的结构，补充丰富的钾、镁、钙，可以起到综合降压的作用。

13.10 为什么“终止高血压膳食”（DASH）有助于降压？

1997 年，美国高血压全国委员会的报告中提出通过膳食途径防治高血压的新方法，即“终止高血压膳食”，简称 DASH 膳食。其主要内容包括大量增加蔬菜、水果的摄入量，以蔬菜、水果和脱脂牛奶为主（水果和蔬菜每日 8～10 份，脱脂奶 2～4 份），还包括全谷类、鱼类、禽类和坚果类食物，同时用低脂、富含单不饱和脂肪酸的食物代替富含饱和脂肪和胆固醇的膳食模式。DASH 膳食模式减少了食物总脂肪的摄入量，减少了红色肉类、甜点、含糖饮料的摄入，每天食盐的摄入量为 4 g（钠 1500 mg/d）以下。因水果、蔬菜膳食中富含钾、钙、镁、膳食纤维和单不饱和脂肪酸，所以有助于降低血压。

科技前沿

目前的研究发现，DASH 膳食模式除了能改善心血管状况外，还具有降低恶性肿瘤发生风险的作用。

14

动脉粥样硬化患者的膳食攻略

心血管疾病的发病率随年龄增加而升高，它是65岁以上老年人的主要死因。高血压、吸烟、缺乏体力活动或锻炼、血脂异常、肥胖或超重、糖尿病、应激反应、遗传、衰老等是动脉粥样硬化及冠心病的共同危险因素。

健康的生活方式、健康的饮食习惯、规范的临床治疗有助于预防动脉粥样硬化和冠心病的发生，减慢其发展。坚持摄入蔬菜、水果、鱼类、坚果和豆类，适量摄入低脂奶及奶制品，食用橄榄油，少吃红肉及加工肉类，有助于降低患心血管疾病的风险。

关键词

动脉粥样硬化，血脂，蔬菜，水果

14.1 冠心病患者需要控制血脂吗？

血脂在血液循环中以脂蛋白形式转运。脂蛋白分为乳糜微粒、极低密度脂蛋白、低密度脂蛋白、中等密度脂蛋白及高密度脂蛋白。各种脂蛋白导致粥样硬化的危险程度不同：最具危险性的是低密度脂蛋白（LDL），它是血液中胆固醇的主要运输蛋白，血浆高 LDL 水平与心血管疾病（CVD）发生的关系最为密切；高密度脂蛋白（HDL）则具有心脏保护作用，血液中低 HDL 水平和高三酰甘油水平被认为对心血管疾病具有同等的危险性。因此，为降低冠心病风险，最理想的是拥有低 LDL 水平和三酰甘油水平，而具有高 HDL 水平。

血浆中的 LDL 水平受饮食中饱和脂肪酸和反式脂肪酸的影响，富含动物脂肪的食物使饱和脂肪酸摄入增多，而加工食品中的反式脂肪酸也增加 LDL 水平。另外，饮食中高胆固醇含量、体重超重或肥胖也促进 LDL 升高。因此，控制饮食中的饱和脂肪酸、反式脂肪酸，控制体重，从而降低 LDL 水平，是降低冠心病风险的重要措施。

几项大规模临床试验表明，用药物降低血脂可以使各种心血管事件的危险性降低。药物控制血脂一定要在临床医生指导下进行。

小窍门

在看血脂报告时，除了要求 LDL 和 HDL 在正常值以外，最好是 LDL 偏低，并且 HDL 偏高，从而具有对心血管的保护作用。即“低密度脂蛋白低、高密度脂蛋白高”是较健康的，可以简称为“低的要低，高的要高”。

14.2 得了冠心病可以喝酒吗？

在不同人群中开展的研究表明，适量饮酒可以减少心血管疾病事件。这种保护作用被认为与酒精对血脂的作用有关，适量饮酒可以升高 HDL 并降低纤维蛋白原浓度，还可抑制血小板聚集。有些酒精性饮料中含有多酚类物质（如葡萄酒），具有抗氧化作用。以上都与延缓动脉粥样硬化发展、降低心脑血管死亡率有关。但是值得注意的是，饮酒引起血浆 HDL 升高的同时，也使血浆三酰甘油水平升高。尤其是大量酒精摄入（>60 g/d）可导致高血压及出血性脑卒中的发生，并可能带来酗酒等社会问题。因此，并不推荐单纯用饮酒来降低心血管疾病的风险。如果饮酒，一定要适量。并建议饮酒要随餐，最好不要单独饮酒。

特别忠告

适量饮酒对心血管的保护作用不能成为规律饮酒，尤其是大量饮酒的借口。本身不饮酒的人也不需要为了寻求酒精对心血管的保护作用而开始饮酒。

14.3 常吃坚果能软化血管吗？

核桃、榛子、开心果、腰果、杏仁、花生及瓜子等都是坚果。坚果是一类营养丰富的食品，除富含蛋白质和脂肪外，还含有大量的维生素 E、叶酸、镁、钾、铜及较多的膳食纤维。

坚果中的脂肪主要是单不饱和脂肪酸和多不饱和脂肪酸，它们通过调节膳食中总脂肪酸的组成，而产生降低血清胆固醇及降低血脂的作用。因此，适量食用坚果不会升高血脂。坚果中的膳食纤维也具有调节血脂的作用，可降低血清胆固醇、LDL 水平，摄入量与心血管疾病的危险性呈负相关。因此，坚果有软化血管的作用。

但是坚果中脂肪含量较高，属于高能量食品，要避免食用过多导致体重增加，甚至是肥胖。建议每周食用坚果 50 ~ 70 g。尽量选择含盐少、无糖衣的原味坚果，避免影响血压及摄入的总能量。

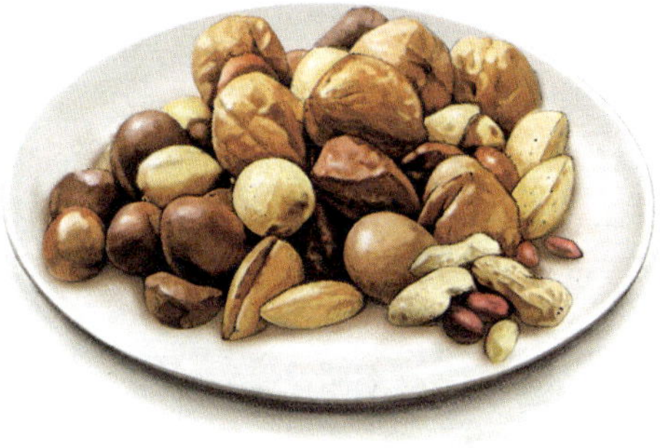

科技前沿

新的研究认为，经常食用树坚果（即生长在树上的坚果，如核桃、杏仁、腰果、开心果、夏威夷果、碧根果、榛子、松子、苦杏仁、巴西果等）的人更不易肥胖，树坚果可能较其他坚果（如花生、瓜子）更有利于血脂健康，对心血管的保护作用更强。

14.4 吃橄榄油可以预防动脉粥样硬化吗？

橄榄油是从油橄榄的果肉中榨取的，是一种营养价值很高的食用油。橄榄油在地中海地区有几千年的食用历史。研究发现，环地中海地区的居民摄入脂肪较多，但心脑血管疾病发病率较低，这与该地区居民把橄榄油作为主要的食用油有关。橄榄油富含单不饱和脂肪酸——油酸，用单不饱和脂肪酸代替饱和脂肪酸可降低血浆 LDL 和三酰甘油水平，并且不会降低 HDL 水平。因而，食用橄榄油在一定程度上具有预防动脉粥样硬化的作用。中国营养学会推荐单不饱和脂肪酸供能为总能量的 8% ～ 10%。

小知识

橄榄油一般是由低温压榨工艺生产的，首次榨取的油为头道油（初榨橄榄油），品质最好，不需要精炼；之后2～3次榨取的油在品质上不如头道油，需要精炼（精炼橄榄油）。市面上的一些橄榄油产品是初榨橄榄油和精炼橄榄油混合而成，造成橄榄油品质不一。

初榨橄榄油适合凉拌或西餐的低温烹调，精炼橄榄油适合炒菜，但都应该避免高温烹调。

14.5 常吃鱼油可以预防心血管疾病吗？

世界各地的流行病学研究表明，膳食中海洋鱼类的摄入量与心血管疾病的发病率和死亡率呈负相关。其保护作用主要来自高脂海洋鱼类的脂肪，即鱼油。鱼油对血管具有保护作用主要是由于鱼油富含n-3多不饱和脂肪酸EPA（二十碳五烯酸）和DHA（二十二碳六烯酸）。n-3多不饱和脂肪酸的生物学作用相当广泛，包括有助于降血脂、控制血压等，可能有助于调节血管内皮功能、调节心脏电生理作用等，还有强烈的抗血小板凝集和抗炎作用，包括减少中性粒细胞与单核细胞生成。因而，认为鱼油可以预防心血管疾病，同时可能有助于改善冠心病患者的症状。

美国心脏协会（AHA）推荐，在医生的指导下，已经确诊冠心病（CHD）的患者每天可摄入1 g鱼油补充剂，推荐高三酰甘油血症患者每天可摄入2～4 g鱼油制剂。同时，摄入高脂海洋鱼类也是增加n-3多不饱和脂肪酸摄入的一个重要途径。美国AHA推荐，每周至少吃两次鱼（每次超过100 g鱼肉），尤其是来自海洋的高脂鱼类，如金枪鱼、三文鱼（鲑鱼）、鳗鱼、大马哈鱼、鲱鱼、鲐鱼、沙丁鱼等，可能会降低心血管疾病的死亡率。

小知识

市面上有多种鱼油产品销售，其价格迥异，消费者往往不知该怎么选择。其实关键要看 DHA 的含量，可以对不同鱼油产品的 DHA 含量（指单粒）进行比较。同一个品牌中，一般 DHA 含量高的产品价格相对较高，其保护心血管的效果更好。而不同品牌的产品尽管有价格差异，但仍然以 DHA 含量高的产品为选择的重点。

14.6 少吃猪肉、牛肉和羊肉有助于心血管健康吗？

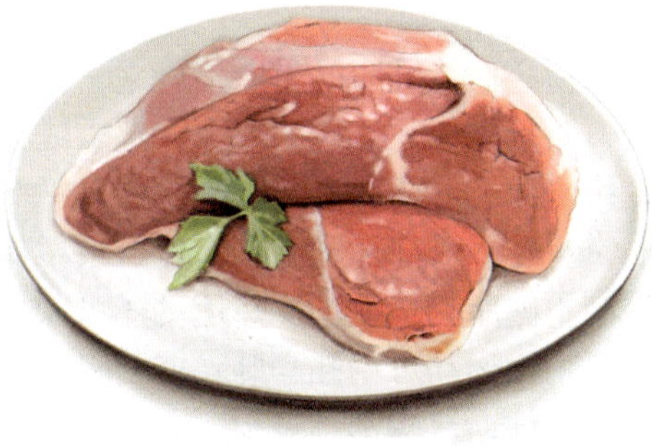

畜肉如猪肉、牛肉、羊肉等因富含肌红蛋白，颜色呈暗红色，故有“红肉”之称；而禽肉及水产动物的肉色较浅，呈白色，又称“白肉”。红肉的蛋白质含量高，且氨基酸组成与人体需要较接近，因而营养价值较高。但红肉中脂肪含量高，尤以猪肉中脂肪含量最高，平均为 18%，羊肉次之，牛肉最低。红肉中的脂肪以饱和脂肪酸为主，且胆固醇含量高，容易引起 LDL 升高，因而不利于心血管健康，因此建议降低红肉摄入比例。瘦肉中脂肪含量相对较低，因此提倡吃瘦肉。建议每天摄入畜禽肉 40 ~ 50 g，不宜过量。有资料显示，加工的红肉不利于心血管健康，因此尤其要限制摄入加工的红肉，如香肠、培根、午餐肉等。如果为了保证蛋白质的摄入，可以增加富含蛋白质的奶类、鱼类、坚果及豆类等食物。

温馨提示

相比于猪、牛、羊肉，加工的红肉如香肠、腊肉等更加不利于健康。除了饱和脂肪酸含量高以外，加工的红肉通常盐含量较高，容易使血压升高。高血压是心血管疾病的重要危险因素之一，血压高不利于心血管健康。

14.7 冠心病患者能运动吗？

规律的运动是保持心血管健康的重要措施之一。超重或肥胖会增加冠心病发病风险，对于已患冠心病的患者，超重或肥胖更可能增加发作风险。因而，终身保持健康体重对于减少心血管疾病的发生以及预防其症状发作非常重要。规律运动有助于保持或增加瘦体重，减少体内脂肪蓄积，控制不健康的体重增加。运动还可以从其他方面促进心血管健康，如有氧耐力运动可增强心肺功能，降低血压、血脂和血糖，增加胰岛素的敏感性，这些都是减少冠心病发病的重要因素。有利于心血管健康的运动主要是有氧耐力运动。肌肉力量训练也具有促进心血管健康和控制血糖等作用。

预防冠心病需要规律运动，那么，得了冠心病以后，还能运动吗？答案当然是肯定的。前提是在缓解期，而非急性发作期。只是每个人心脏功能不同，所能承受的运动负荷也不同，要找到适合自己的活动强度和活动量，运动才会更加安全有效。最好是在开展规律运动前咨询专科医生。

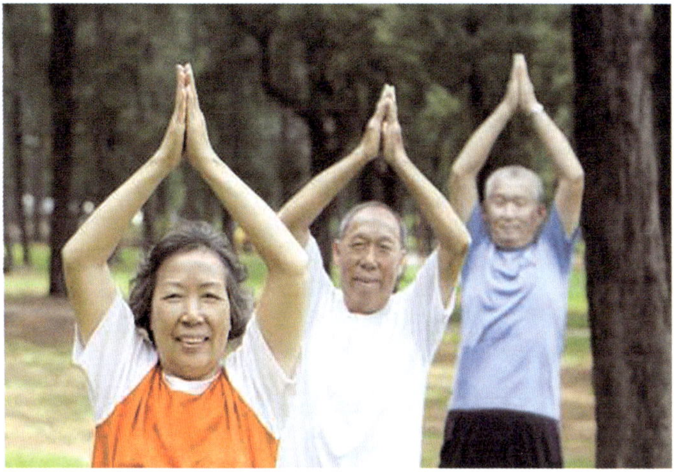

温馨提示

冠心病患者的体育活动要循序渐进，不宜勉强做剧烈运动。若运动中出现持续加重的不适感觉，应停止运动，及时就医。

14.8 他汀类药物可以防治动脉粥样硬化吗?

他汀类药物属于羟甲基戊二酰辅酶 A 还原酶抑制剂，具有降低血液中总胆固醇、低密度脂蛋白和三酰甘油的作用，并能一定程度地增加高密度脂蛋白。他汀类药物还有抗炎、抗氧化、减少内皮素生成、抑制血小板聚集、稳定斑块、抗血栓等多方面的作用。因此，他汀类药物可以防治动脉粥样硬化，减少冠心病的发生率和病死率。

英国国家卫生与临床优化研究所（NICE）在关于调整血脂对心血管疾病的一级及二级预防的指南草案中，呼吁对 10 年中心血管疾病发病风险超过 10% 的患者采用大剂量他汀类药物治疗作为一级预防。使用他汀类药物的目的不仅仅是降低胆固醇，更重要的是减少动脉粥样硬化事件。他汀类药物的使用一定要在临床医生指导下进行。

科技前沿

美国心脏学院（ACC）和美国心脏协会（AHA）在最新版降低心血管疾病风险的胆固醇治疗指南（2013年）中提出，有4类人群是他汀类药物为明确的获益人群：①存在临床证据的动脉粥样硬化心血管疾病（ASCVD）患者；②原发性低密度脂蛋白胆固醇（LDL-C）≥4.9 mmol/L的患者；③无ASCVD临床证据，年龄40～75岁，且LDL-C为1.8～4.9 mmol/L的糖尿病患者；④无ASCVD临床证据或糖尿病，年龄40～75岁，LDL-C为1.8～4.9 mmol/L，且10年ASCVD发病风险≥7.5%的患者。

14.9 多吃蔬菜、水果对血脂高的患者有帮助吗？

蔬菜、水果中富含多种维生素、多种矿物质、膳食纤维、碳水化合物等。研究发现，每日摄入400～500 g新鲜蔬菜、200～400 g新鲜水果有助于降低发生冠心病、高血压、脑卒中的危险。

蔬菜、水果中的叶酸、维生素B_6、维生素B_{12}可降低血清同型半胱氨酸的水平，有助于降低冠心病的发病率和死亡率。蔬菜、水果中富含的膳食纤维不被人类胃肠道的酶所消化。一方面增加肠道内容物容积，促进肠蠕动，促进排便，从而减少脂肪在肠道的吸收，起到降血脂的作用；另一方面，有些水溶性纤维能与食糜中的胆固醇结合，使胆固醇的排出量增加，减少胆固醇的肠肝循环，降低血清胆固醇水平。同时，富含膳食纤维的蔬菜能量密度低，有助于控制体重，也能降低冠心病发病风险。水溶性的膳食纤维还是肠道益生菌的底物，有助于肠道益生菌的生长，后者产生的短链脂肪酸进入血液后可调节脂代谢，也起到降血脂的作用。所以，多吃蔬菜、水果对血脂高的患者是有帮助的。

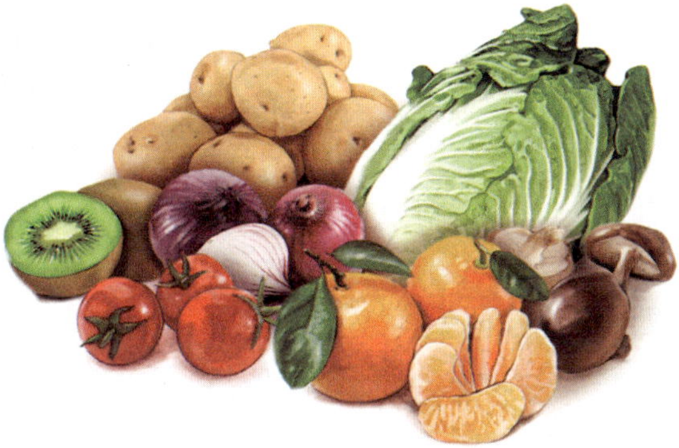

小知识

尤其应该多吃深色的蔬菜和水果，如菠菜、胡萝卜、蓝莓等。水果汁由于膳食纤维含量少，其针对心血管疾病的保护作用不如整个水果，因而并不推荐。

14.10 少吃肉、多吃豆可以改善血脂高的情况吗？

豆制品是亚洲国家的主要食材之一。研究表明，大豆富含植物固醇，具有降低胆固醇、抑制脂肪合成的作用，可使发生冠心病的危险性降低 20% ～ 40%。大豆蛋白中精氨酸含量高，精氨酸是合成一氧化氮的底物，后者具有扩张血管、改善血管内皮功能的作用。高血糖及胰岛素抵抗是心血管疾病发病的主要危险因素，研究发现，大豆及其制品富含膳食纤维，可降低餐后血糖并减轻胰岛素抵抗，从而降低冠心病发病风险。此外，大豆中含有的大量植物化合物（如异黄酮类）具有降低血清胆固醇、抗动脉粥样硬化和改善血管功能的作用。大豆中的植物雌激素还可与体内的雌激素受体结合，具有与雌激素相似的保护心血管的作用。

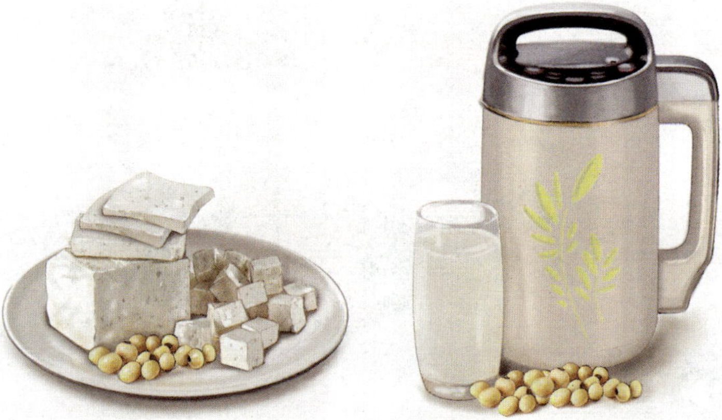

另一方面，肉类，尤其是红肉，尽管其蛋白质含量高，但饱和脂肪酸和胆固醇的含量也很高，摄入过多会导致血脂升高。因此要少吃红肉，而尽量选择鱼肉、禽肉，以及低脂肪的红肉，如瘦牛肉等。“少吃红肉，多吃豆”还可有效控制体重、调节血压、改善血糖等，从多方面降低心血管疾病的发生风险。

小窍门

已明确豆类中可预防心血管疾病的成分是其所含有的蛋白质和植物化合物。豆类的食用方式可以是整豆，也可以是豆制品如豆腐、豆干、豆浆等。可以在主食中加入适当豆类，如绿豆稀饭、八宝粥等。同时，伴有高尿酸血症的人应尽量减少整豆摄入，而可以适当摄入豆制品。

14.11 喝红酒、吃葡萄对冠心病患者有好处吗？

除了酒精以外，红酒的主要营养价值在于其中的植物化合物。红酒由葡萄酿成，其中含有多种植物化合物，如类黄酮类化合物、含巯基的化合物等。植物化合物具有多种生物学功效，包括抗氧化、抑制血小板聚集、降血脂、预防及修复血管内皮损伤等，可起到预防或延缓动脉粥样硬化发展的作用。由于红酒含有酒精，而过量摄入酒精不利于冠心病患者，因而，摄入红酒的量一定要控制。建议每天饮用量不多于 1 份［指其中含 1 份酒精，即 15 ～ 25 g 乙醇，相当于红酒 250 ml（这也是针对男性的饮用量限制，女性为 150 ml）］。实际上，红酒对冠心病患者的有益效应主要来自葡萄，因而建议吃葡萄，而不是大量喝红酒。

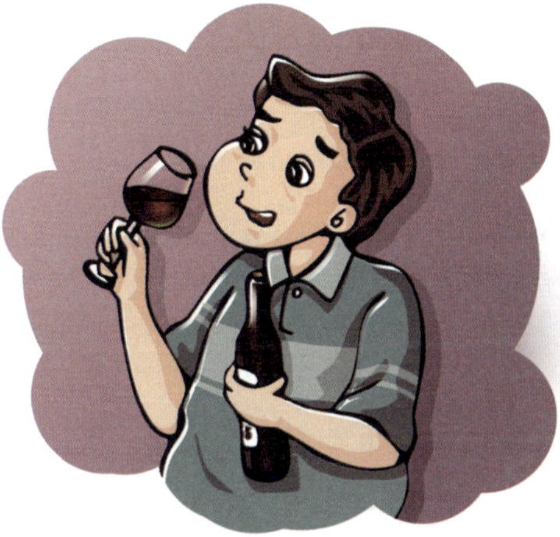

特别忠告

不建议本身不喝酒的患者为了寻求红酒的保护作用而饮酒。目前市面上流传的“红酒泡洋葱利于心血管健康”的说法是没有科学依据的。洋葱本身是一种健康的食品，并不因为加入了红酒而增效。

15

健康饮食，预防脑卒中

脑卒中又称脑中风，是一种突然起病的脑血液循环障碍性疾病，分为缺血性卒中和出血性卒中。脑卒中是危害人类健康的主要疾病之一，在我国发病率高、致残率高、病死率高。脑卒中严重危害患者的健康，及早预防是良策。

关键词

脑卒中，食盐，体重，血糖，血脂，B 族维生素，饮酒

15.1 通过饮食控制体重能减少脑卒中的发病机会吗？

体重是最常用的反映营养状态的指标，正常成年人可以用“标准体重（kg）＝身高（cm）－105”来估算标准体重。超过标准体重10%为超重，超过20%为肥胖。肥胖者往往会伴发高血压、高血脂，并且糖尿病的发病概率升高，这些都会诱发脑卒中的发生。通过减少饮食中脂肪的摄入（即低能量饮食），增加饱腹类蔬菜等食物的摄入，以及加强运动等控制体重，可以降低脑卒中的发病风险。

15.2 采用饮食疗法能控制高血压、预防脑卒中吗？

高血压被认为是脑卒中最重要的危险因素，有高血压的人比无高血压的人患脑卒中的危险高7倍。长期、持续的血压升高可加速动脉硬化，在突然增加血管内的压力时，可使脑内血管破裂发生脑出血。

饮食过咸是高血压的主要病因之一。正常成人每天钠的推荐摄入量为2200 mg（相当于食盐5.5 g）。脑血管疾病患者的膳食钠建议控制在每天1200～2000 mg（相当于食盐3～5 g）。高血压在发病早期要用作息规律、少吃肥肉、多吃蔬菜和水果、减少食盐摄入等方法控制。研究证实，肥胖对血压的影响很大，降低体重可减少患高血压的危险。超过标准体重20%的肥胖者患高血压的危险性明显增加，其高血压的患病率比正常体重者高3倍。

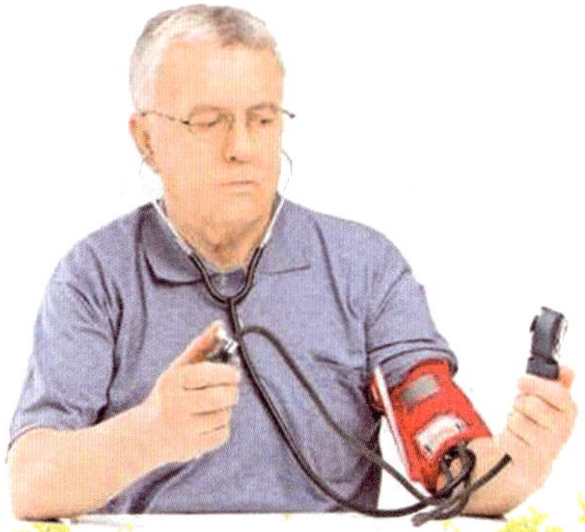

15.3 通过饮食控制血糖可以预防脑卒中吗?

脑卒中是糖尿病的并发症之一。研究显示，糖尿病患者发生脑卒中的危险较正常人高1倍。通过饮食可以控制血糖，达到减少和延缓糖尿病发生的作用。血糖是卒中伴糖尿病患者或卒中伴应激性血糖升高患者的重要监测指标。糖尿病、低血糖均是脑血管疾病的危险因素，因此应根据患者具体病情确定其碳水化合物（糖类）的摄入量，过高或过低均不利。同时，避免食用过多的纯糖制品，如白糖、糖果、蜂蜜等。

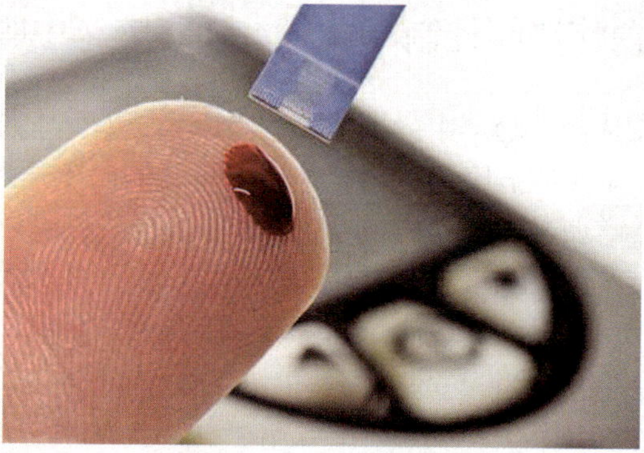

15.4 通过饮食控制血脂可以预防脑卒中吗?

预防脑卒中应注意每日脂肪的摄入量，以不超过总能量的20%为宜，且以植物性油脂为主，可多食用富含多不饱和脂肪酸的食物。少吃动物脂肪和高胆固醇食物，高脂食物有肥肉、动物油、油炸食物、奶油、花生，胆固醇含量高的食物有动物内脏、动物脑髓、鱼子、蛋黄。正常人每日胆固醇摄入量应为300～500 mg，脑血管疾病患者胆固醇的供给量建议每日不超过300 mg。血浆胆固醇浓度过高时出现高胆固醇血症，是动脉粥样硬化、高脂血症、肥胖症等疾病的主要病因。总胆固醇值在 240 mg/dl 以上，LDL 在 160 mg/dl 以上时，发生脑梗死的相对危险性明显增加。

15.5 高同型半胱氨酸与脑卒中有什么关系？

血清高同型半胱氨酸水平是动脉粥样硬化及心脑血管疾病的重要致病因素之一，被认为是脑卒中发病概率升高的独立危险因素，并且血清同型半胱氨酸水平与脑卒中的预后密切相关。叶酸、维生素 B_{12} 与维生素 B_6 联合应用于脑卒中患者，可以降低脑卒中患者血清同型半胱氨酸水平，对脑卒中患者的二级预防起到积极作用。推荐脑血管疾病患者每日蔬菜摄入量为 500 g 以上，以绿叶类蔬菜为主，如菠菜、油菜、空心菜、生菜、莴笋叶等；每日水果摄入量为 150 g 左右。

15.6 富含叶酸、维生素 B_{12} 的饮食可以预防脑卒中吗？

叶酸与维生素 B_{12} 是具有营养神经作用的维生素，可以改善脑卒中后认知障碍，是防治神经系统疾病的常用维生素。除此之外，叶酸与维生素 B_{12} 还可以降低脑卒中患者的血清同型半胱氨酸水平，改善疾病预后。在确诊为脑卒中患者的稳定期与恢复期，可以考虑长期给予 B 族维生素来降低血清同型半胱氨酸水平，其预防用量为 2.5 mg 叶酸，0.5 mg 维生素 B_{12}，25 mg 维生素 B_6。

蔬菜、水果中所含叶酸、维生素 B_{12} 较为丰富。研究提示，平时吃水果和蔬菜较多的人得脑卒中的机会较少，每天增加进食一些水果和蔬菜大约可使脑卒中的发病风险降低 6%。

15.7 哪些不良饮食习惯可能促发脑卒中？

我国居民的饮食习惯与西方人差别较大。近年来，由于生活水平的普遍提高，人们的饮食习惯正在发生较大变化。每天吃肉食的比例明显上升，特别是动物性脂肪的摄入量增长较快。脂肪和胆固醇的过多摄入可加速动脉硬化的形成，因而容易导致脑卒中。另外，我国北方居民食盐的摄入量远高于西方人。吃盐过多可使血压升高并促进动脉硬化形成，很多研究都确认它与脑卒中的发生密切相关。

吸烟可增加脑卒中的发病风险，特别是容易引发脑血管堵塞。烟草中含有大量有毒化学物质，可直接对血管内皮造成损伤，并加速动脉血管硬化而增加发生脑卒中的危险。酒精可通过升高血压，导致血液高凝状态、心律失常，降低脑血流量等引起脑卒中。与不饮酒者相比，少量和中等量饮酒者缺血性脑卒中的发病率低，而大量饮酒者发病率高。

饮食治疗和改变不良生活方式是治疗的基础措施，必须长期坚持。

15.8 得了脑卒中饮食需要怎样调理?

建议平衡膳食：①饮食多样化。②能量不超标。③多吃水果、蔬菜、未去皮粮食制品，适当吃鱼、瘦肉、低脂乳制品。④用单不饱和、多不饱和脂肪代替饱和脂肪。以植物性油脂为主，可多食用富含多不饱和脂肪酸的食物。低脂肪的食物包括：玉米、燕麦、绿豆芽、土豆、山药、木耳、香菇、胡萝卜、油菜、芹菜、大葱、洋葱、大蒜、菜花、冬瓜、黄瓜、茄子、海带、蘑菇、番茄等。⑤限盐（3～5克/天）。脑卒中患者的营养治疗应以维持基本生命活动、提高抗感染能力、防止并发症为主要目的，并定期有针对性地检查血糖和血脂。

脑血管疾病患者的饮食要结构合理，易消化。进食无障碍的脑血管疾病患者，每日应少量多餐，以6餐为宜，避免过饥或过饱。

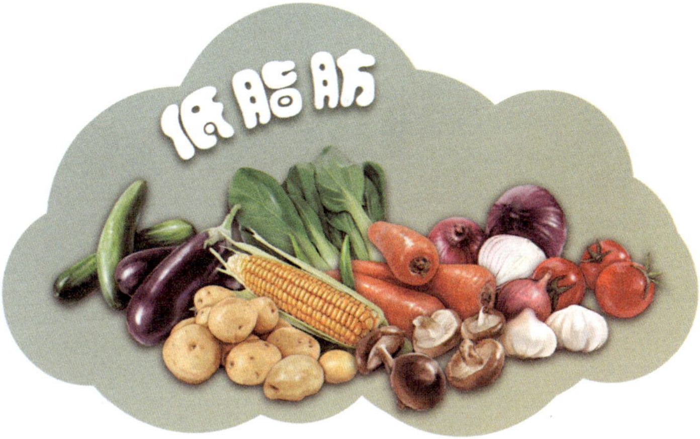

温馨提示

脑卒中与超重和肥胖，血压、血糖不稳定，以及不良的生活习惯等密切相关，预防脑卒中的发生就要从眼前开始，从日常的饮食结构和烹调习惯开始。注意休息，少饮酒，坚持做好监测，就会减少脑卒中的发生机会。

16

预防心肌梗死从饮食入手

心肌梗死（简称心梗）指心肌缺血性坏死，通常是在冠状动脉病变基础上，发生冠状动脉血供急剧减少或中断，使相应的心肌严重而持久地急性缺血所致，是冠心病比较凶险的一种类型，属于急性冠状动脉综合征，是严重危害人类健康的常见病。由于心梗的发病急、病死率高，因此预防心梗尤其重要。在日常生活中，有些因素会诱发心肌梗死的发生，如过度疲劳、剧烈运动、情绪激动、暴饮暴食、寒冷刺激、便秘、吸烟和大量饮酒等。饮食预防是非常重要的途径。

关键词

心肌梗死，饮食，诱发因素，血压，血脂

16.1 哪些不良的饮食行为与心肌梗死有关?

吃饭“过饱”“过快”“过凉”“过油”“过咸”等都与心梗的发生有关。有的心梗病例发生于暴饮暴食之后，因为在进食大量高脂肪、高能量的食物后，血脂浓度突然升高，导致血黏稠度增加，血小板聚集性增强，在冠状动脉狭窄的基础上形成血栓，引起急性心梗。吃饭过饱还会导致“食迷”，大量血液集中在胃肠道，心脏相对供血不足，也会诱发心梗。吃饭速度过快，表现为短时间内吃完饭或咀嚼次数少，胃肠道短时间内出现大量食物，除了增加胃肠负担外，支配胃肠功能的神经兴奋，诱发心律失常，从而引发心梗。食物过凉可引起血管痉挛，冠状动脉痉挛即可诱发急性心梗。过油和过咸的食物既增加血脂又升高血压，其后果都是增加心脏负担，从而诱发心梗。

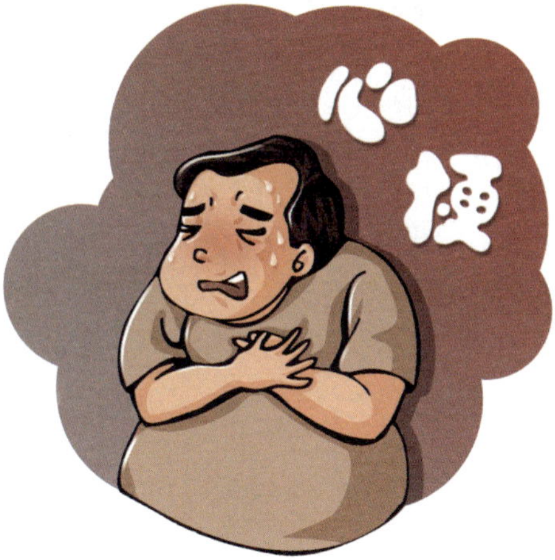

16.2 心肌梗死伴“三高”者饮食如何调理?

心梗患者若伴有高血脂、高血糖、高血压（简称“三高”），则尤其要“管住嘴”。首要原则是合理控制全天摄入的总能量，也就是说，高脂肪、高胆固醇、高糖的食物都要控制。例如油煎炸食物（油条、油饼、麻花）、过油烹调的菜肴、动物内脏、动物脑、鱼子、肥肉、动物油等；纯糖食物及含糖较高的食物，如各种糖果、冰淇淋、巧克力、甜饮料、油酥糕点、奶油蛋糕等；酒属于纯能量饮品，也要适当控制。建议多吃富含膳食纤维的食物，在天然食物中，蔬菜、水果、粗杂粮是膳食纤维的主要来源。每天能够摄入500 g各类蔬菜、300 g各类水果、100 g粗杂粮杂豆基本就能满足人体膳食纤维的需要量，经常吃苦瓜、南瓜、地瓜、蘑菇、黑木耳、海带、菠菜、芹菜、洋葱、玉米类、燕麦类、糙米等食物是不错的选择。蛋白质要充足，同时保证优质蛋白质的摄入，如鱼类、禽类、瘦肉类、蛋类、大豆制品、奶类等。此外，对于高血压患者要控制高盐食物的摄入。请大家记住："高血脂忌油""高血糖怕糖""高血压忌咸"。

16.3 心肌梗死患者不能吃肉吗?

应该肯定地说心梗患者是可以吃肉的，但是对于"吃什么肉？吃多少？"确实有严格的要求。肉类是优质蛋白质的主要来源，还含有维生素、矿物质等其他营养成分。对心梗患者来说，建议吃不可见脂肪的瘦肉，如禽畜瘦肉部分，不吃肥肉、肉皮、动物内脏等。并且不可一次性吃太多，每天摄入肉类50～100 g即可，尤其在节假日、聚餐、吃自助餐时，要注意控制肉的摄入量。

16.4 心肌梗死发生后饮食应注意什么?

发生急性心梗后，首先要考虑减轻心脏负担。发病初期，应少食多餐，如开始的1～2天，仅给温热水果汁、米汤、蜂蜜水、藕粉等流质饮食，每日6～7次，每次100～150 ml。随着病情好转，可适当增加半流质饮食，如稀米粥、蒸蛋、菜泥、果泥、面条、面包等，摄入量逐渐增加。注意要保持大便通畅，防止便秘加重病情。若患者症状及心脏指标进一步好转，可选择软食，逐渐增加一些瘦肉、蒸蛋、鱼类、米粥、馒头、花卷、发糕、蔬菜、水果等。食物要制备得软烂、易消化，强调采用低盐少油的烹调方法。

餐次对心梗患者有特殊的意义，每天至少 3 餐，另外加餐 1 ～ 2 次。每餐食物构成为主食＋富含优质蛋白质的食物＋蔬菜；加餐选在两餐之间或餐前 1 小时，加餐食物可选水果、酸奶或无油点心。一定要注意，空腹晨练、每餐吃过饱，尤其是晚餐过晚、过饱，都可能诱发心梗。

16.5 为什么心肌梗死患者不能大量饮酒？

大量饮酒时，有的人会出现血压升高、心率加快，心肌耗氧量随之增加，可导致患者的心肌缺血加重，诱发心绞痛，严重时甚至会发生心梗，威胁患者的生命。此外，喝酒也是各种心律失常的重要诱因，发生严重心律失常时会增加患者的猝死风险。喝酒时如果突发心前区疼痛，程度剧烈，迟迟无法缓解，伴有头晕、冒冷汗、恶心等症状，应当立即采取正确的急救措施。冠心病患者要充分认识到喝酒的危险性，自觉远离酒类饮品，更不能酗酒。另外，还要提醒冠心病患者，喝凉啤酒会刺激血管痉挛而诱发心梗。

温馨提示

严格控制诱发因素能有效预防心梗的发生。心梗发作时，抢救越及时，挽救更多濒死心肌的可能性就越大。生活有规律、饮食有规律就能保护您的心脏，让您远离心梗。

17

心力衰竭，营养不能枯竭

心力衰竭是由于各种心脏病发展到严重阶段，心排血量不能满足机体代谢的需要，同时出现肺循环和（或）体循环淤血，器官、组织血液灌溉不足为临床表现的一组综合征，也称为充血性心力衰竭。高血压、糖尿病、代谢综合征和动脉粥样硬化等是心力衰竭的重要危险因素，必要的营养对于心力衰竭、缓解，以及延缓失代偿期的到来均具有重要意义。

关键词

心力衰竭，盐，代餐，清淡饮食

17.1 合理饮食对心力衰竭患者有哪些帮助？

心力衰竭患者一般都食欲不佳，进食后心慌气短更加剧了他们对饮食的恐惧。心脏相当于人体的泵站或发动机，通过收缩和舒张驱动人体的血液循环，血液将有益物质运输到全身各处满足机体需要，同时运输体内废物至处理器官代谢排出。对于心脏来说，支撑全身的血液循环和物质交换是很繁重的劳动，心力衰竭患者维持心脏工作和养护更是需要增加 10% ～ 20% 的能量消耗。合理饮食能为患者提供充足的营养并弱化代谢负担，降低不合理饮食带来的内耗，让心脏安心工作，从而减少心力衰竭的发生风险、缓解心力衰竭的症状并稳定病情。

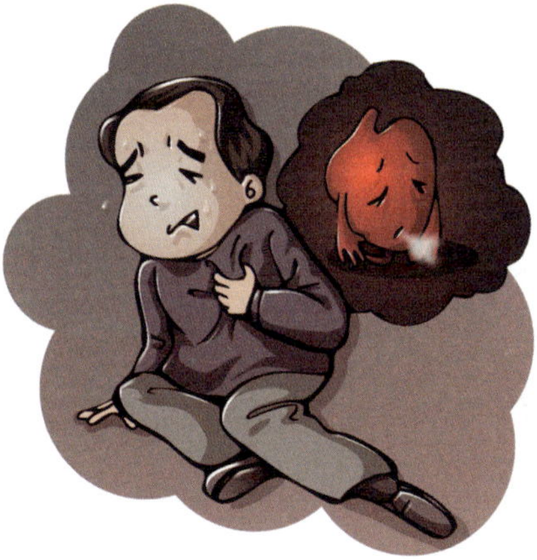

17.2 心力衰竭患者在选择食物时应该注意什么？

心力衰竭患者的食物应浓淡适宜，以鱼、肉、蛋、奶和少量大豆制品为主要的优质蛋白质来源。蔬菜选择纤维短小、多汁易软的品种，烹调时随病情的发展缩小食物加工颗粒，低盐、少油腻，经过足够的蒸、煮、炖使食物细、软、烂，易于消化。加餐可补充清淡软食搭配酸奶、鹌鹑蛋或两三粒坚果与少量水果。肝肾功能正常的住院患者，可用高能量密度（1.5 ～ 2 kcal/ml）的肠内营养制剂作为代餐。

心力衰竭患者的饮食限制主要源于液体受限。限盐患者，通常全天控盐在 3 g 以内（啤酒瓶盖 1/2 平量，相当于酱油 15 ml）；液体受限和使用利尿剂的患者，食盐用量要遵医嘱；严重心力衰竭患者食用超市成品和碱发馒头时，要注意食物标签和钠含量。喜食肉品的患者，必须限制畜类脂肪和其他脂肪用量。食欲尚佳的患者，要限制单餐入量，通过多餐保证总量。心力衰竭患者都要有计划地限制烟酒。肝肾、血糖和其他功能异常，以及出现恶病质的患者，要严格执行营养医生制定的个体化营养方案。

17.3 心力衰竭患者怎样添加膳食补充剂?

心力衰竭患者应适量补钙。利尿患者应定期监测钾、镁，并根据需要补充。心力衰竭患者应适当补充 B 族维生素、维生素 C 和叶酸。维生素 B_1 营养心肌，却容易缺乏，应特别注意补充。建议心力衰竭患者每天通过海鱼或鱼油补充剂摄入 1 g ω-3 脂肪酸。心力衰竭患者饮食中的优质蛋白质应占总蛋白质的 2/3，可以通过添加少量乳清蛋白粉剂调整优质蛋白质构成。心力衰竭患者还应通过增加膳食纤维的摄入或添加膳食纤维补充剂和益生菌调整胃肠功能。

合理膳食，强韧心脏！

温馨提示

1. 心力衰竭患者的摄食温度保持在 35℃左右较为适宜，过冷或过热饮食都是禁忌。

2. 保持心力衰竭患者的肠道菌群平衡，可以减少便秘和腹泻的发生，降低心力衰竭风险。

3. 难治性心力衰竭患者，如能耐受肠内营养管饲持续滴注和泵点，将有机会获得更多的液体和营养素供给；但需充分评估置管条件。

18

“老慢支”，营养别透支

随着大气污染的加重、老龄化人口的增长和吸烟人数的增多，慢性支气管炎（简称“慢支”）和慢性阻塞性肺疾病（简称“慢阻肺”）的发病率呈逐年上升的趋势，其病程发展缓慢，严重影响患者的劳动能力和生活质量，同时也给患者及家庭带来了沉重的经济负担。慢支和慢阻肺合并营养不良会导致呼吸肌强度减弱、通气能力改变及免疫功能损害，进而引起肺功能下降。因此，只有保持良好的营养状态，才可以为机体提供足够的能量、蛋白质和多种必需营养物质，才有助于肺组织的修复和正常呼吸功能的恢复。

关键词

慢性支气管炎（慢支），慢性阻塞性肺疾病（慢阻肺），优质蛋白质，高脂肪

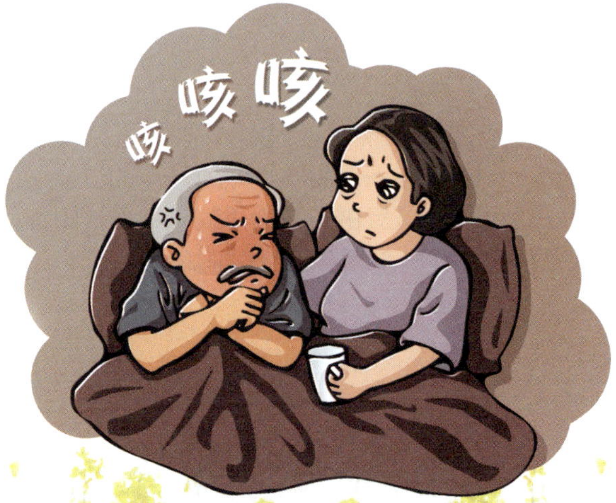

18.1 慢性支气管炎和慢性阻塞性肺疾病的患者如何安排饮食?

慢性支气管炎和慢性阻塞性肺疾病的患者宜选择富含优质蛋白质的食物，如牛奶、鸡蛋、瘦肉、鱼类以及豆制品等。每日保证摄入充足的蔬菜和水果。控制食盐的摄入量，每天摄入 6 g 以下。少吃生冷、辛辣等刺激性食物。应保证食物质地软烂，口味清淡，易于消化，不刺激肠道。

18.2 慢性支气管炎和慢性阻塞性肺疾病患者的营养原则具有哪些特殊性?

慢性支气管炎和慢性阻塞性肺疾病患者采取足量蛋白质、高脂肪、低碳水化合物的饮食原则，蛋白质供能比以 15% ～ 20% 为宜，且优质蛋白质的比例不低于 1/2。平时养成少食多餐以及细嚼慢咽的进餐方式，每餐不宜过饱，因为饱食会使胃容积增加，膈肌上抬，肺的舒张受限，呼吸肌负担加重。一般每日 4 ～ 5 餐，间隔 3 ～ 4 小时。

18.3 为什么慢性支气管炎和慢性阻塞性肺疾病患者可以采用高脂膳食?

三大营养物质在转化为能量的过程中需要消耗氧气，生成二氧化碳。在耗氧量一定的情况下，脂肪代谢所产生的二氧化碳最少。因此，采用高脂饮食可减少二氧化碳的生成，防止慢性阻塞性肺疾病患者因呼吸衰竭出现二氧化碳潴留和血氧分压降低的情况。

18.4 慢性支气管炎和慢性阻塞性肺疾病患者在哪些特殊时期需要注意水的摄入量?

慢性支气管炎和慢性阻塞性肺疾病患者病情稳定时应增加液体的摄入量，大量饮水有利于痰液稀释，保持气管通畅。但当该类患者合并心肺功能不全如肺动脉高压和液体潴留时，需限制水的摄入。

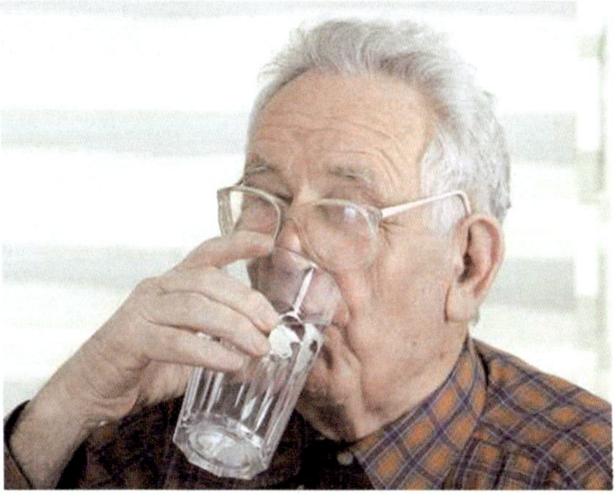

温馨提示

慢性支气管炎和慢性阻塞性肺疾病患者应多选择清炖、蒸、煮和拌的烹调方法，少用煎、炸、烧和烤等。

注意事项

对慢性阻塞性肺疾病患者而言，大量摄入碳水化合物不仅会产生过多的二氧化碳，加重呼吸负担，还可致胃肠产气引起腹胀。

小窍门

慢性支气管炎和慢性阻塞性肺疾病患者不妨多食用富含优质蛋白质的牛奶、鸡蛋、瘦肉、鱼、豆制品和新鲜蔬果，同时搭配补肺气、健脾胃的银耳、百合、莲子、山药等食物，以增强机体免疫力。

19

为什么说肺结核患者要加强营养

肺结核俗称肺痨，是由结核分枝杆菌引起的一种慢性传染性疾病，在我国属于乙类传染病。结核分枝杆菌主要经呼吸道传播，带菌者咳嗽、咳痰、大声说话时产生的飞沫以及随地吐痰后产生的菌尘等都可传染他人，免疫力低下者尤易感染。肺部病灶还能通过消化道、血液、淋巴等途径传播到肺外组织。肺结核患者多伴营养不良，营养不良程度常与结核病情平行并相互影响。肺结核的药物治疗本身也会对营养状况产生不良影响。因此，肺结核患者在治疗过程中应注意加强营养。总的营养治疗原则是高能量、高蛋白质、高维生素。

关键词

肺结核（肺痨），能量，蛋白质，维生素

19.1 肺结核患者应如何安排饮食？

肺结核患者多伴有营养不良、体重明显下降的情况，会影响抗结核治疗效果。因此，需要保证患者进食充足的食物，以提供足够的能量与营养素，改善营养状况。通常肺结核患者每日能量的摄入量宜高于健康成人，可达 2500 ～ 3000 kcal。如患者饭量较小，可少量多餐。选择适宜的食物搭配、烹调方法，进食富含锌的食物或锌制剂都可以促进患者的食欲。

温馨提示

多用固体食物、少用汤水类食物可以提供更多的能量和营养。

进食充足的蛋白质有助于纠正肺结核患者的体重下降，改善其营养状况；良好的蛋白质营养状况也有助于提高抗结核药物的疗效。通常肺结核患者每日蛋白质的摄入量宜高于健康成人，可达 1.5 ～ 2.0 g/kg 体重，其中优质蛋白质应占 50% 以上。提供优质蛋白质的食物包括蛋、奶及奶制品、鱼虾、禽肉、畜肉、大豆及其制品。

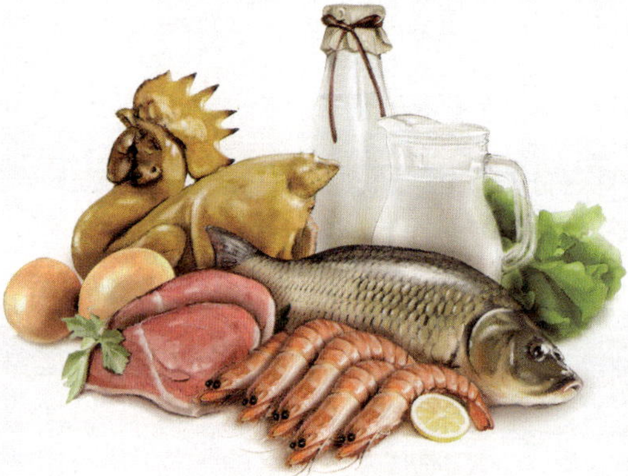

结核灶的修复需要消耗大量的钙，抗结核药物对体内钙和维生素D的代谢产生不良影响，患者进食不够与户外活动减少又会导致钙和维生素D的摄入不足，因此，肺结核患者需要摄入充足的钙和维生素D。食物中钙的最佳来源就是牛奶及奶制品（酸奶、奶酪等）。

肺结核患者的能量摄入量目标高于健康成人，并且需要充足的维生素帮助能量更好地代谢和利用。抗结核药物治疗也会影响维生素的代谢，如异烟肼影响维生素 B_6 的转化和利用。因此，肺结核患者需要补充富含各类维生素的食物，如新鲜蔬菜和水果、大豆及其制品、粗杂粮，以及蛋、奶、肉等动物性食物。

温馨提示

牛奶会影响某些抗结核药物的疗效，宜在服药2小时之后饮用。由于遗传差异，某些患者体内异烟肼代谢较慢，如果食用了富含酪胺的奶及奶制品，可出现面色潮红、心悸、血压升高、剧烈头痛等症状，甚至引发高血压危象。因此，对常规剂量异烟肼治疗效果不明显的患者应慎用奶及奶制品。

19.2 为什么我吃了很多蛋白粉，却还是贫血、白蛋白指标低？

肺结核患者由于进食不足、消耗增加、药物影响等因素，常伴有贫血、血浆总蛋白低和（或）低白蛋白血症。如果只补充大量高蛋白质食物、蛋白质粉，而主食量不足，摄入的蛋白质将主要被用于提供能量，不能充分发挥修复组织的作用，这样不仅不能有效改善营养状况和相关指标，还增加肝肾负担。正确的方法是在提供充足能量的基础上适量增加蛋白质的供给量，保证饮食均衡。如果患者无法耐受高能量、高蛋白质膳食的体积，可以用适宜的蛋白质粉替代部分优质蛋白质食物。

小忠告

购买蛋白质粉时要看清蛋白质的来源、比例和纯度。乳清蛋白吸收利用率相对较高，动物蛋白和大豆蛋白的混合物利用率也很好。

19.3 为什么我都出院回家了，却还要与家人分餐?

抗结核治疗是一个长期的过程，患者达到出院标准不代表治愈了，其仍需在家中进行巩固治疗，部分患者可能在此阶段出现病情加重或反复。因此，建议患者出院后仍坚持分餐制，以免感染家人。在完成预定疗程、所有体征和指标都转为正常后，再恢复至合餐制。同时，应按要求消毒，保证睡眠，适度进行户外活动，戒烟酒，坚持随访和复查。

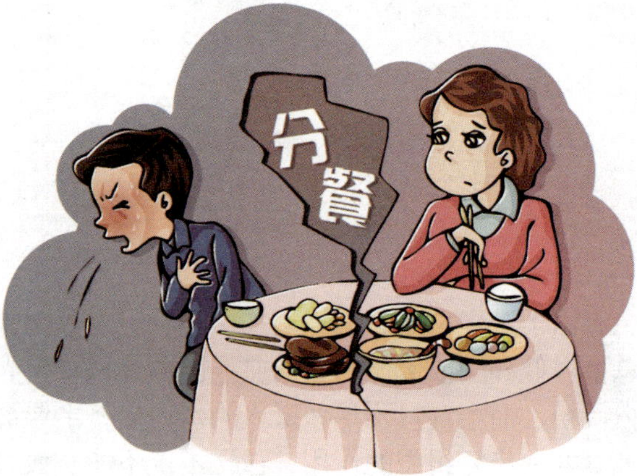

20

患上“甲亢”该怎么吃

甲状腺是重要的内分泌器官，其分泌的甲状腺素主要起调节人体代谢的作用。甲状腺功能亢进症（简称“甲亢”）是由于甲状腺激素增多，进而引起机体代谢增强、涉及多个系统的一组病症，可以由多种甲状腺疾病或外界因素导致。甲亢的表现主要包括高代谢症状群、弥漫性甲状腺组织增生、眼征（突眼）、皮损和甲状腺肢端病等。科学合理的膳食有助于控制甲亢治疗期间的高代谢状态，防止出现营养不良。

关键词

甲状腺功能亢进症，低碘饮食，蛋白质，维生素

20.1 甲状腺功能亢进症患者为什么需要高能量、高蛋白质饮食？

甲亢患者由于甲状腺激素水平升高，会出现分解代谢增加的现象，主要表现为吃得多、容易饿、怕热、兴奋和体重下降等。甲亢患者体内糖、脂肪和蛋白质的分解代谢水平都增加，其中机体蛋白质的减少对人体健康影响最大，主要表现为四肢肌肉减少，同时会有疲乏的症状。因此，在甲亢没有得到控制之前，需要补充高能量和高蛋白质的食物，蛋白质的每日摄入量建议在1.5 g/kg体重以上，以减少过度消耗给人体带来的不好影响。

20.2 甲状腺功能亢进症患者为什么忌用含碘高的食物？

在导致甲亢的疾病中，最常见的是造成甲状腺激素合成过多的疾病，主要有Grave病、结节性甲状腺肿伴甲亢、高功能腺瘤等，约占甲亢病因的80%以上。这些疾病主要是甲状腺组织制造了过多的甲状腺激素，而碘是合成甲状腺激素的主要原料。在甲亢治疗期间，如果食用碘含量高的食物，主要为海产品，包括海鱼、虾、贝类，以及海带、紫菜等，就会为制造甲状腺激素的工厂提供充足的原料，使甲状腺激素产生过多，并不易控制，妨碍病情缓解，有时还会使已经得到控制的病情发生反复。因此，甲亢患者在疾病未治愈时忌用碘含量高的食物。

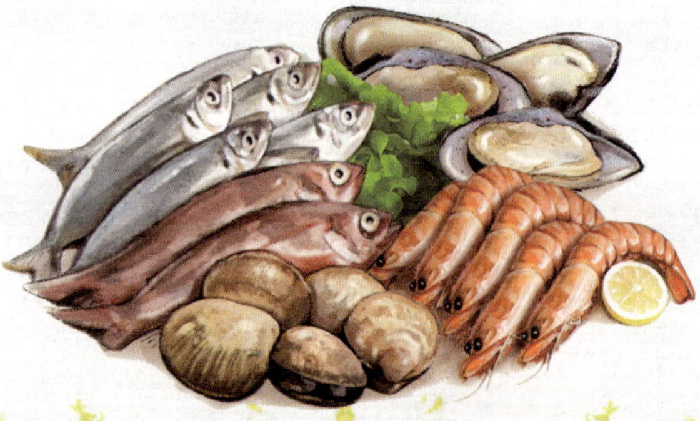

20.3 甲状腺功能亢进症患者应该如何安排餐次？

由于甲亢时机体代谢率增加，同时胃肠蠕动也加快，患者很容易出现饥饿感。患者一次不宜吃得太多，避免一些营养物质不能被充分吸收。同时，为了满足体内过多的能量消耗，除了每日三次正餐外，可以在餐间和睡前增加进餐次数，改善严重的机体代谢紊乱。

20.4 甲状腺功能亢进症患者的饮食还有哪些需要注意的事项？

食用刺激性的食物如辣椒会使胃肠蠕动加快，而咖啡和浓茶含有能导致神经兴奋性增强的成分，会加重甲亢患者的神经兴奋症状，应该尽量避免食用。

膳食纤维含量过多的食物不易被胃肠道消化吸收，过多食用会导致上述症状加重，并减少营养物质的消化吸收，导致营养不良，不利于机体的恢复。

甲亢时机体总的代谢加快，期间会消耗大量的酶，使多种维生素和微量元素的消耗也增加。因此，在患病期间除了多吃高能量、高蛋白质的食物外，还应该多食用富含 B 族维生素以及维生素 C、D 和 A 的食物，主要为干果、奶制品、肉类、蛋类、豆类、新鲜的蔬菜和水果等。甲状腺激素对破骨细胞和成骨细胞均有兴奋作用，会加速骨骼更新，长期患病容易导致骨质疏松。部分年轻男性患者还会发生钾离子向细胞内转移的现象，以致出现肌肉无力等低钾性麻痹的表现。因此，甲亢患者在日常饮食中应注意补充富含钙、磷、钾等元素的食物，如高蛋白质类食物和黄绿色的新鲜蔬菜及水果等。

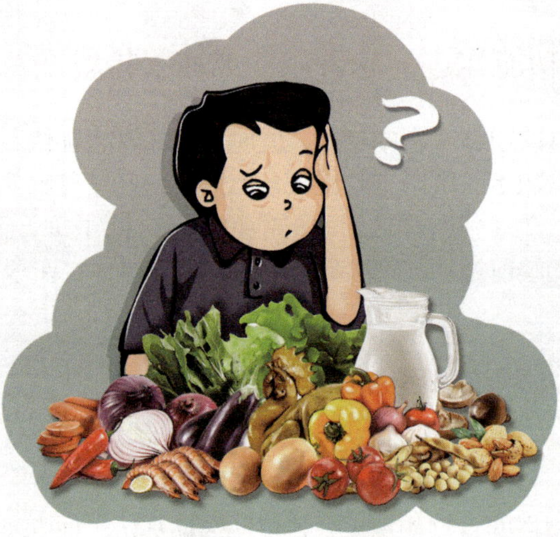

温馨提示

甲亢患者除了要保证充足的营养，平静的心态和充分的休息也非常重要，后两者可以减少能量消耗，避免发生疾病导致的营养不良。

21

痛风，痛起来让你发疯

痛风是与遗传有关的长期嘌呤代谢紊乱或尿酸排泄减少所引起的一组代谢性疾病。饮食加药物的综合规范化治疗是痛风的最佳治疗方案，此方案能逐渐缓解痛风发作，甚至治愈痛风。

关键词

痛风，尿酸，嘌呤，饮酒，喝水

21.1 哪些人容易患痛风？

痛风与生活方式、膳食结构和饮食习惯都有关系。一般体形肥胖的中老年男性和绝经期妇女是高发人群。此外，营养过剩、饮酒过量、暴饮暴食、大量摄入肉类和海鲜、长期疲劳过度者也易患痛风。已患有高脂血症、糖尿病或高血压的人，容易合并痛风。

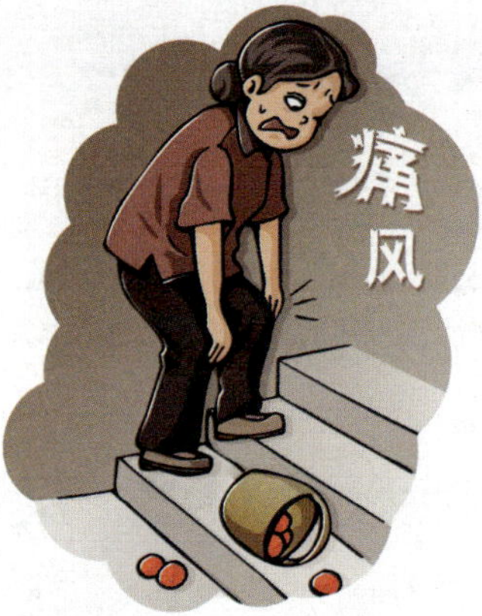

21.2 血尿酸偏高就是痛风吗？

血尿酸是诊断痛风的重要指标，但并非所有的血尿酸过高都是痛风。肾疾病、器官老化、痛风、血液病、高血压、肥胖、糖尿病、铅中毒等都会引起尿酸升高，食物中嘌呤过高同样会引起尿酸升高。因此，我们不能光凭血尿酸一项指标偏高就认定是痛风，一定要去医院做详细检查，明确病因才能对症治疗。

21.3 痛风患者应该怎么吃？

饮食是痛风患者外源性尿酸的主要来源，约占体内总尿酸的

20%。控制好饮食，对减少痛风发作意义重大。因此，我们需要了解食物的嘌呤含量（表 21-1）。

表 21.1　常用食物嘌呤含量（mg/100 g）

食物	含量	食物	含量	食物	含量
谷薯类		肚	132.4	胡萝卜	8.0
大米	18.1	脑	175.0	洋葱	3.5
糙米	22.4	小肠	262.2	番茄	4.3
米糠	54.0	胰	825.0	葱	4.7
米粉	11.1	猪血	11.8	姜	5.3
糯米	17.7	浓肉汁	160 ～ 400	蒜头	8.7
小米	6.1	**蔬菜及菌类**		**水产类**	
面粉	17.1	白菜	12.6	乌贼	87.9
麦片	24.4	卷心菜	12.4	海蜇皮	9.3
玉米	9.4	芥菜	12.4	鳝鱼	92.8
白薯	2.4	芹菜	10.3	鳗鱼	113.1
马铃薯	5.6	青菜叶	14.4	鲤鱼	137.1
干鲜豆类及制品		菠菜	23.0	草鱼	140.2
黄豆	166.5	空心菜	17.5	鲢鱼	202.4
黑豆	137.4	芥蓝	18.5	黑鲳鱼	140.6
绿豆	75.1	韭菜	25.0	白鲳鱼	238.0
红豆	53.2	茼蒿菜	33.4	白带鱼	291.6
花豆	57.0	苦瓜	11.3	沙丁鱼	295.0
豌豆	75.7	黄瓜	14.6	海参	4.2
豆干	66.6	冬瓜	2.8	凤尾鱼	363.0
四季豆	29.7	南瓜	2.8	鱼丸	63.2
肉类		丝瓜	11.4	小鱼干	1638.9
猪肉	122.5	西葫芦	7.2	虾	137.7
牛肉	83.7	茄子	14.3	牡蛎	239.0
羊肉	111.5	菜花	20.0	海藻	44.2
鸡肉	140.3	蘑菇	28.4	**水果类**	
鸡肫	138.4	青椒	8.7	橙	1.9
肝	233.0	豆芽菜	14.6	橘	2.2
肾	132.6	萝卜	7.5	苹果	0.9

表 21.1 常用食物嘌呤含量（mg/100 g）（续表）

食物	含量	食物	含量	食物	含量
梨	0.9	皮蛋白	2.0	红枣	8.2
桃	1.3	皮蛋黄	6.6	葡萄干	5.4
西瓜	1.1	**硬果及其他**		木耳	8.8
香蕉	1.2	瓜子	24.5	枸杞	31.7
奶蛋类		杏仁	31.7	蜂蜜	3.2
牛奶	1.4	栗子	34.6	酵母粉	589.1
奶粉	15.7	花生	32.4	茶	2.8
鸡蛋（1 个）	0.4	黑芝麻	57.0		

为了使用上的方便，一般将食物按嘌呤含量分为三类，供选择食物时参考：

【第一类】含嘌呤较少，每 100 g 含量＜ 500 mg。

谷薯类：大米、米粉、小米、糯米、大麦、小麦、荞麦、富强粉、面粉、通心粉、挂面、面条、面包、馒头、麦片、白薯、马铃薯、芋头。

蔬菜类：白菜、卷心菜、芥菜、芹菜、青菜叶、空心菜、芥蓝菜、茼蒿菜、韭菜、黄瓜、苦瓜、冬瓜、南瓜、丝瓜、西葫芦、菜花、茄子、豆芽菜、青椒、萝卜、胡萝卜、洋葱、番茄、莴苣、泡菜、咸菜、葱、姜、蒜头、荸荠。

水果类：橙、橘、苹果、梨、桃、西瓜、哈密瓜、香蕉、果冻、果干、果酱。

乳蛋类：鸡蛋、鸭蛋、皮蛋、牛奶、奶粉、企司、酸奶、炼乳。

肉类及水产类：猪血、猪皮、海参、海蜇皮、海藻。

硬果及其他：红枣、葡萄干、木耳、蜂蜜、瓜子、杏仁、栗子、莲子、花生、核桃仁、花生酱、枸杞、茶、咖啡、碳酸氢钠、糖、糖浆、巧克力、可可、油脂（限量使用）。

【第二类】含嘌呤较高，每 100 g 含 50 ～ 150 mg。

粮豆类：米糠、麦麸、麦胚、绿豆、红豆、花豆、菜豆、豆腐干、豆腐、青豆、豌豆、黑豆。

肉类：猪肉、牛肉、小牛肉、羊肉、鸡肉、兔肉、鸭、鹅、鸽、火鸡、火腿、牛舌。

水产类：鳝鱼、鳗鱼、鲤鱼、草鱼、鳕鱼、鲑鱼、黑鲳鱼、大比目鱼、鱼丸、虾、龙虾、乌贼、螃蟹。

蔬菜及菌类：鲜蘑、芦笋、四季豆、鲜豌豆、昆布、菠菜。

【第三类】含嘌呤高的食物，每 100 g 含 150 mg ～ 1000 mg。

包括猪肝、牛肝、牛肾、猪小肠、脑、胰、白带鱼、白鲇鱼、沙丁鱼、凤尾鱼、鲢鱼、鲱鱼、鲭鱼、小鱼干、牡蛎、蛤蜊、浓肉汁、浓鸡汤及鱼汤、火锅汤、酵母粉。

以上资料与分类，摘自多种来源。由于食物品种、分析方法有别，所得结果不尽相同，而且烹调方法对食物亦有影响，如肉类煮沸后，熟肉会丢失部分嘌呤到汤液中。

由于外源性尿酸占体内总尿酸的 20%，所以严格的饮食控制只能使血尿酸下降 10 ～ 20 mg/L，对改善高尿酸血症的作用有限，再加上药物治疗的进展，目前已不提倡长期采用严格限制嘌呤的膳食。

一般人日常膳食摄入嘌呤为 600 ～ 1000 mg。痛风患者在急性期，嘌呤摄入量应控制在 150 mg/d 以内，这对于尽快终止急性痛风性关节炎发作、加强药物疗效均是有利的。在急性发作期，宜选用第一类含嘌呤少的食物，以牛奶及其制品、蛋类、蔬菜、水果、细粮为主。在缓解期，可适量选含嘌呤中等量的第二类食物，如肉类食用量每日不超过 120 g，尤其不要在一餐中进食过多。不论在急性期还是缓解期，均应避免含嘌呤高的第三类食物，如动物内脏、沙丁鱼、凤尾鱼、小鱼干、牡蛎、蛤蜊、浓肉汁、浓鸡汤及鱼汤、火锅汤等。

21.4 痛风患者可以喝肉汤吗？

嘌呤易溶于水，故肉汤中含有大量嘌呤成分，会导致尿酸升高。因此，血尿酸偏高者和痛风患者要少喝肉汤、鱼汤、鸡汤、火锅汤等，以弃汤食肉为好。

21.5 痛风患者为什么要限制饮酒?

大量饮酒后，血中乳酸会随着乙醇的氧化而增加，使肾的尿酸排泄受阻，导致血中尿酸增加，诱发痛风。若在饮酒的同时又摄入高嘌呤、高脂肪、高蛋白质的食物，则更易诱发急性痛风。

21.6 为什么建议痛风患者多喝水?

痛风患者要多喝水，保证每天有一定的尿量，使尿液稀释，从而促进尿酸的排泄。此外，适当饮水还可降低血液黏度，对预防痛风并发症有一定好处。痛风患者每天应饮水 2000 ml 以上，最好能达到 3000 ml。值得注意的是，肾衰竭时应结合尿量适量摄入水分。

温馨提示

最佳饮水时间是起床后至早餐前半小时，晚餐后 45 分钟至睡前这段时间，以及两餐之间。最好不要在饭前半小时内和饱食后大量饮水，以免冲淡消化液和胃酸，影响消化功能。

21.7 饮用苏打水对痛风患者有利吗?

对于痛风患者而言，除了要控制高嘌呤食物的摄入量，碱化尿液、促进尿酸排泄也很重要。碱化尿液主要有两个办法：一是多吃蔬菜、水果、杏仁等碱性食物，维持酸碱平衡；二是直接摄入碱性的小苏打。苏打水是指小苏打——碳酸氢钠（$NaHCO_3$）的水溶液，因其含有解离的碳酸氢根离子而呈碱性，能碱化尿液，预防痛风发作。

温馨提示

苏打水中含有较多的钠，血压高的痛风患者最好不要喝，或者喝苏打水的同时减少食盐的摄入量。肾功能不全的痛风患者也应慎用苏打水。

21.8 痛风患者可以吃辣吗？

辣椒能兴奋自主神经，诱发痛风，故痛风患者应尽量避免食用。此外，烹调时还应禁用其他辛辣刺激性食物和调味品，如胡椒、芥末等。

21.9 痛风患者需严格限制茶和咖啡吗？

痛风患者在稳定期可适量饮用茶和咖啡，因为茶碱、咖啡因的分子结构均为甲基黄嘌呤。近年来大量研究发现，甲基黄嘌呤在人体内代谢后变为甲基尿酸盐，它与尿酸盐不同，不会在肾和关节处沉积，也不会形成痛风石；另一方面，这几种饮料都呈弱碱性，适量饮用反而有助于碱化尿液和促使尿酸排出。

温馨提示

痛风患者忌饮浓茶，特别是在痛风发作期忌饮茶。因茶碱可能会引起头晕、恶心等“醉茶”症状，不利于痛风发作时的治疗。

21.10 痛风患者应该减肥吗？

痛风与肥胖、高脂血症及糖尿病等疾病关系密切。研究发现，人体血尿酸浓度与体重指数（BMI）及腰臀比成正相关。肥胖患者发生痛风的风险远高于正常人，“发作”也常常在美餐之后，故痛风患者应控制饮食，避免肥胖，体重最好低于理想体重10%～15%。减肥应循序渐进，若减得过快，会导致脂肪分解，诱发痛风急性发作。

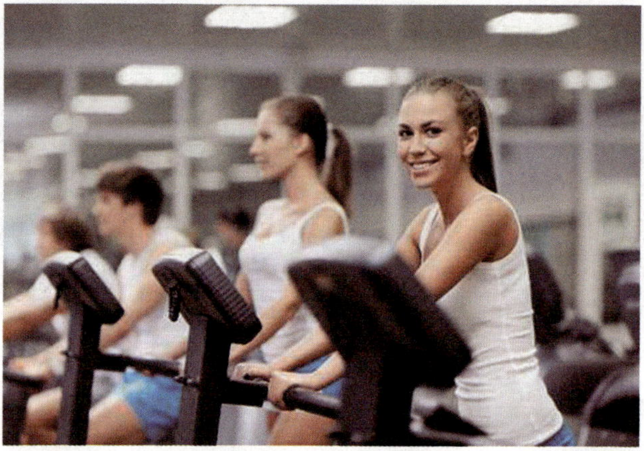

22

调整生活方式，防治糖尿病

糖尿病是一组以血糖升高为特征的代谢性疾病。在糖尿病的发生、发展过程中，以及预防和治疗的每一个环节中，营养和饮食均发挥着极其重要的作用。医学营养治疗是糖尿病综合治疗的基础，生活方式的调整则是糖尿病治疗中的重要环节。每一位糖尿病患者都应在营养师的指导下，实行个体化的膳食营养治疗，管住嘴、迈开腿。

关键词

糖尿病，血糖指数，粗杂粮，餐后血糖

22.1 糖尿病患者能喝粥吗？

这个问题不能一概而论。一要看煮粥的原料，二要看粥煮的程度，三要看粥的摄入量。将含有同样量碳水化合物的主食做成粥、馒头、饼干等不同的形式食用，对餐后血糖的影响不同。喝粥餐后2小时的血糖明显高于吃馒头。粥经过熬煮，淀粉充分糊化，容易吸收，餐后血糖升高较快。熬煮时间越长，淀粉糊化程度越高，越容易吸收。不同种类的粮食煮成的粥对餐后血糖影响不同，杂粮粥膳食纤维含量高，延缓餐后血糖升高的作用优于单纯的精白米粥。粥的稠度及摄入量与血糖负荷有关。粥稠，喝得多，则血糖负荷高，对餐后血糖影响大。

因此，糖尿病患者不是绝对不能喝粥，若喝粥，则要注意选择杂粮粥，并适当减少米饭、馒头等的摄入量。

22.2 为什么推荐糖尿病患者吃一点儿粗杂粮？

血糖指数（GI）是反映富含碳水化合物的食物升高餐后血糖能力的指标。影响GI的因素包括碳水化合物的种类、膳食纤维的含量等。富含膳食纤维的粗杂粮GI相对较低，对餐后血糖的影响较小，如白面馒头的GI为88，玉米面窝头的GI为64.9。同时，富含支链淀粉的主食GI相对较高，如糯米饭的GI为87，而普通米饭的GI为81。

若在主食中加入一定量的粗杂粮，则可降低混合膳食的GI。因此，建议糖尿病患者适当吃一些杂粮，如杂粮馒头、杂粮米饭、杂粮挂面等。但是，粗杂粮膳食纤维含量高，虽有利于控制餐后血糖，却会加重消化系统的负担。因此，粗杂粮的比例不宜太高，不宜超过全天主食的1/3。

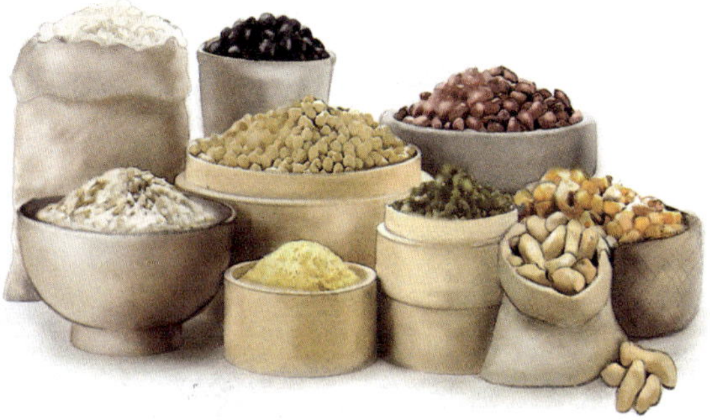

22.3 糖尿病患者吃水果有哪些讲究？

水果营养丰富，是膳食中维生素、矿物质和膳食纤维及植物化学物的重要来源。但是，多数成熟的水果呈现出酸甜的味道，使许多糖尿病患者望而却步。

其实，多数水果的 GI 值并不高，只有少数水果如芒果、香蕉、菠萝、西瓜等 GI 高于 55。绝大多数新鲜水果的 GI 低于 10，属于低血糖负荷范畴。因此，糖尿病患者可以适量食用水果。

但是，不能忽视水果所提供的能量，若吃中等大小的一个水果，可相应减去 80 ～ 90 kcal 的能量，相当于 25 g 米面所提供的能量。

22.4 为什么平衡膳食有助于控制餐后血糖？

平衡膳食是指能够提供数量充足、种类齐全、比例合适的人体需要的各种营养素及适当能量的饮食。健康成年人及糖尿病患者全天乃至每一餐的饮食都应符合平衡膳食的要求。平衡膳食应包括谷薯类、蔬果类、奶豆类、肉蛋类、坚果油脂类等各类食物。

平衡膳食鼓励饮食多样化，不合理的膳食搭配下，混合膳食的 GI 也往往偏高。例如如果一顿饭仅吃米饭和猪肉，则 GI 高达 73.3；而如果在吃米饭、猪肉的同时再吃一些芹菜，则 GI 仅为 57.1。

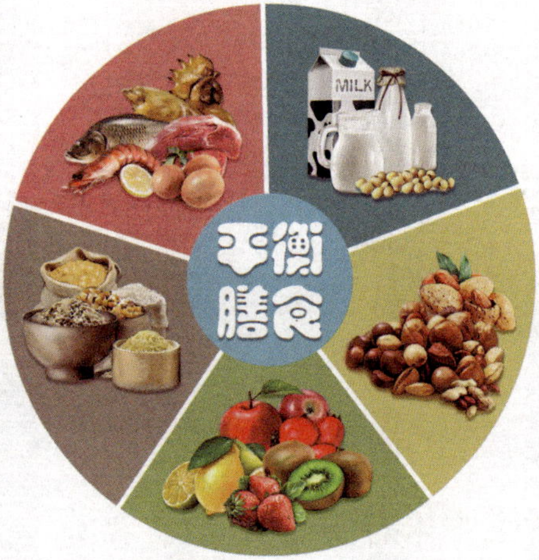

温馨提示

改变吃饭的顺序有助于控制餐后血糖。先吃蔬菜后吃主食，可以延缓主食中碳水化合物的吸收速度，从而延缓餐后血糖的升高。若先吃含有蛋白质和脂肪的食物，再吃主食，则能够延缓胃排空，增加饱腹感，减少血糖波动。长期坚持这样的饮食习惯，也可降低糖化血红蛋白，有利于糖尿病患者长期控制血糖。

23

从一日三餐做起，控制血脂异常

血脂异常通常指血浆中脂质成分如胆固醇和（或）甘油三酯升高，俗称高脂血症。实际上高脂血症也泛指包括低高密度脂蛋白血症在内的各种血脂异常。血脂异常是心血管疾病的危险因素之一，调整膳食是控制血脂异常的有效手段。

关键词

血脂，体重，动物内脏，饮酒，膳食纤维

23.1 为什么高血脂被视为“隐性杀手”？

高脂血症是人体脂肪代谢紊乱的临床表现。高脂血症的最大危害是它最终将会导致冠心病和脑血管病。不仅如此，高脂血症还是糖尿病、肾疾病、甲状腺功能减低的临床表现，因此被叫做“隐形杀手”。因此，医学专家们呼吁“积极防治高血脂、高血压、高血黏，减少心脑血管疾病发病率”。

23.2 为什么饮食和血脂升高有密切关系？

高脂血症是一种由多因素引起的疾病，是环境因素与遗传基因异常相互作用的结果。目前已知能引起血脂升高的环境因素主要是饮食因素：高胆固醇和高饱和脂肪酸的摄入。例如有些人喜欢吃肥肉和动物内脏，有的喜欢用猪油或其他动物油炒菜吃。时间长了，血脂就悄悄地升了上去。从饮食中摄取过多的能量，引起肥胖或超重，是高血脂、高血压、糖尿病和心脏病常见的危险因素之一。

除此之外，不良生活方式，如长期静坐、酗酒、吸烟、精神紧张或焦虑等，都能引起血脂升高。但我们可以通过控制饮食和体重、运动、戒烟等自我调节方式来消除以上有害环境因素的影响。

23.3 为什么瘦人也会血脂高？

一般人的印象是只有胖子才血脂高，瘦人血脂应该不高。事实上，血脂升高与人的胖瘦并无必然的关系。较瘦的人血脂不但可以升高，而且还可能升高得相当明显。因此，体态苗条的人也不可对高脂血症掉以轻心，尤其是中老年人中容易发生心脑血管疾病者，定期检查血脂很有必要。

23.4 为什么高血脂者不宜进食动物内脏？

合理的饮食是治疗高脂血症有效和必要的措施。即使服用调整血脂的药物，也应以饮食治疗为基础。国内外专家普遍认为，高血脂者首先应降低膳食中胆固醇和饱和脂肪酸的摄入量，通过控制总能量的摄入和增加体力活动来保证能量平衡，达到和维持理想体重。动物内脏（肝、肾、肚肠、脑等）大多属于高胆固醇食物，比其他食物的胆固醇含量高出好多倍。因此，为了避免摄入过多的胆固醇，高血脂者应严格限制进食动物内脏。

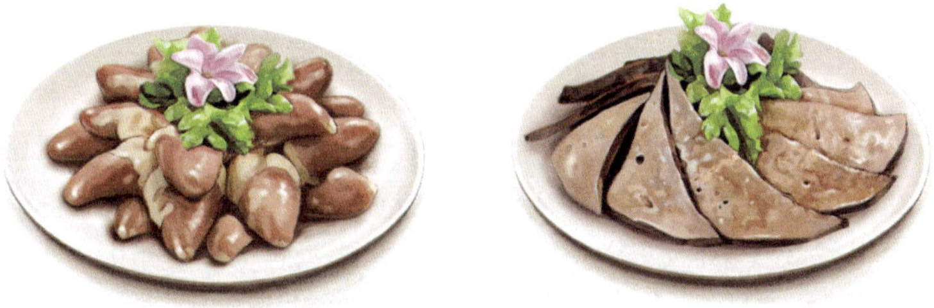

23.5 为什么饮酒、喝茶和咖啡会对血脂有影响？

近年来研究证明，少量饮酒，尤其是红酒，可以调节血脂。适量饮酒不仅可使低密度脂蛋白胆固醇和极低密度脂蛋白胆固醇浓度降低，而且可升高有抗动脉硬化作用的高密度脂蛋白胆固醇。它还可以抑制血小板的聚集，并增加纤维蛋白的溶解，阻止血液在冠状动脉内凝固。然而，少数人适应能力较差，长期大量饮酒可能会导致严重的高脂血症。

饮茶能降血脂，对此国内外已有大量报道。饮茶可降低人体血液中的总胆固醇、低密度脂蛋白胆固醇（“坏胆固醇”）和甘油三酯，同时可以增加高密度脂蛋白胆固醇（“好胆固醇”），加速脂肪和胆固醇的代谢。特别是绿茶，作为一种未经发酵的茶，所含各种营养素、维生素和微量元素等比经发酵加工的红茶多，在调节血脂代谢、防止动脉粥样硬化方面也优于红茶。

大量饮用咖啡可能使血中游离脂肪酸增加，血胆固醇升高，容易引起心脏病。可也有学者认为，咖啡可以使高密度脂蛋白胆固醇升高，有利于预防冠心病；并且饮用咖啡后，可使储藏的脂肪分解，有减肥的功效，虽然可能因此引起血中游离脂肪酸浓度上升，但利大于弊。可以说，关于饮用咖啡对血脂和冠心病是否有影响、有多大影响，目前尚未取得共识。但是，只要不是大量饮用，每天喝 1 ～ 2 杯是不会有什么坏处的。

23.6 为什么高血脂者在油脂摄入上讲究多？

人们日常食用的油脂有动物油和植物油两大类。一般说来，多数动物油中饱和脂肪酸的含量较高，食用后会使血胆固醇水平升高。高脂血症患者饮食中应减少这类油脂，而选用富含多不饱和脂肪酸的植物油，如大豆油、玉米油、芝麻油、红花油和葵花子油等，有助于降低血胆固醇水平。多不饱和脂肪酸主要有 ω-6 脂肪酸和 ω-3 脂肪酸两种类型。大部分 ω-6 脂肪酸是亚油酸，存在于前面所述的植物油中。ω-3 脂肪酸主要存在于一些海鱼中，故海鱼和鱼油适合高脂血症患者食用。但要注意的是，油脂的能量高，不要过多食用，以免引起体重增加。

23.7 吃鸡蛋过多会升高血胆固醇吗？

早在 1984 年，美国《时代杂志》就曾报道过鸡蛋会增加人体内的胆固醇，以后也有不少类似的负面报道推波助澜，因此鸡蛋的形象越来越糟。在某些人的心目中，鸡蛋甚至是直接造成高脂血症、动脉粥样硬化、冠心病以及脑卒中等疾病的罪魁祸首。但有学者认为，蛋黄中的卵磷脂对脂肪的转运和代谢起着重要作用。卵磷脂是一种很强的乳化剂，可以使胆固醇和脂肪乳化为极细的颗粒，透过血管壁，为机体组织所利用，不会增加血浆胆固醇的浓度。在平衡饮食、合理食用的情况下，每天一个鸡蛋是不会造成胆固醇升高的。

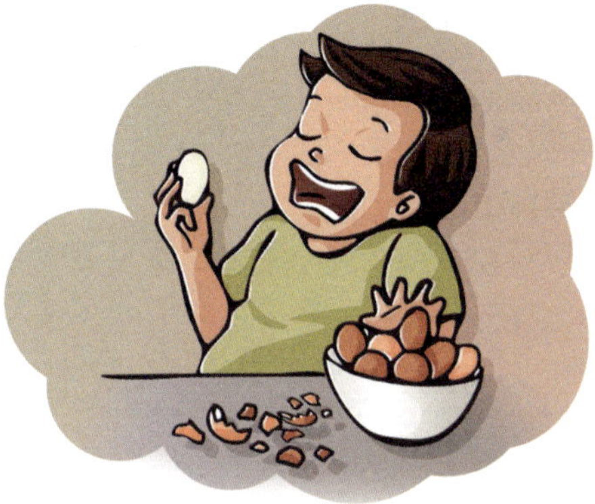

23.8 为什么膳食纤维对控制血脂有好处？

高血脂患者应多吃高膳食纤维的食物，因食物纤维不易被人体胃肠道所消化，摄入高纤维食物后可改善大便习惯，增加排便量，使粪便中的胆固醇及时排出，从而起到降低血清胆固醇水平的作用。随着我国居民生活水平的提高，日常饮食的精细化程度逐渐加深，人们的饮食习惯也在不断发生着改变。因此，单纯依靠改变日常饮食来提高膳食纤维的摄入量并不能起到预计效果，通过工业化手段，以保健食品、膳食补充剂以及各种加工食品、饮料、乳制品等形式补充膳食纤维成为解决问题的最佳选择。

温馨提示

高脂血症患者需要根据血脂升高的类型，确定合理的膳食。

仅胆固醇高而甘油三酯正常者，合理膳食的关键是限制胆固醇摄入。应忌吃或少吃含胆固醇的食物。对于一些胆固醇含量并不高的食物，如瘦猪肉、牛肉、鸡肉、鱼等，可适量吃一些，以补充营养。

仅甘油三酯高而胆固醇不高者，首先要限制进食，增加运动，使体重尤其是腹围降到正常范围；其次，对于碳水化合物的摄入要严格控制；第三，要戒酒，因为血液中酒精浓度长期偏高可促使甘油三酯水平上升。

对于血胆固醇和甘油三酯都高者，专家建议对饮食的控制要十分严格，既要限制高胆固醇食物，又要减轻体重，还要戒酒。

24

肥胖也是病

肥胖被认为是21世纪全球性的流行病和人类健康主要的“杀手”之一，与诸多慢性病如糖尿病、高血压、冠心病等的发生、发展密切相关。人们通常说的肥胖有两种情况：一种是皮下脂肪多引起的肥胖，一种是内脏脂肪多引起的肥胖。我国成人肥胖率已经超过7%，儿童肥胖率已经超过8%。肥胖的主要成因是进食的能量过剩，其中脂肪的摄入尤为明显。另外，运动不足也是主要的成因。因此，少吃多动是控制肥胖的主要手段。

关键词

肥胖，饮食，运动，糖尿病，高血压

24.1 为什么肥胖也是病？

很多人认为长得胖只是影响美观，其实肥胖也是病。1997 年世界卫生组织就宣布肥胖是一种病，肥胖症是能量摄入超过能量消耗而导致体内脂肪积聚过多达到危害程度的一种慢性代谢性疾病。大量的流行病学研究表明，慢性非传染性疾病（以下简称“慢性病”，如心血管疾病、2 型糖尿病、骨关节病、肿瘤等）的发生、发展与许多共同的危险因素密切相关，而肥胖是其中主要的危险因素之一；世界卫生组织在《2002 年世界健康报告》中，将肥胖列为慢性病的主要危险因素。肥胖已成为发达国家以及部分发展中国家所共同面临的导致早死、致残，影响生活质量和增加财政负担的一个重要公共卫生问题。

24.2 人为什么会肥胖？

大多数的学者认为过量的能量摄入和静止型的生活方式是导致肥胖的主要原因。少数情况下，肥胖与遗传、生理和心理疾病有关，当然也有文化差异和机械化大生产的因素。很多人有这样的疑问：“为什么有的人怎么吃都不胖呢？”科学家给出的答案是，多数是基因搞的鬼。科学家们在一种肥胖的老鼠身上第一次发现了这种基因，把它命名为“胖子基因”。多年后，他们在寻找导致 2 型糖尿病风险增加的人类基因时，“胖子基因”又出现了。现在，这种基因有了正式的名字——“FTO”。科学家们发现，与没有这种基因的人相比，携带两个这种基因的人患糖尿病的风险增加 40%，变成胖子的风险增加 60%，这类人经常锻炼则可降低肥胖的风险。

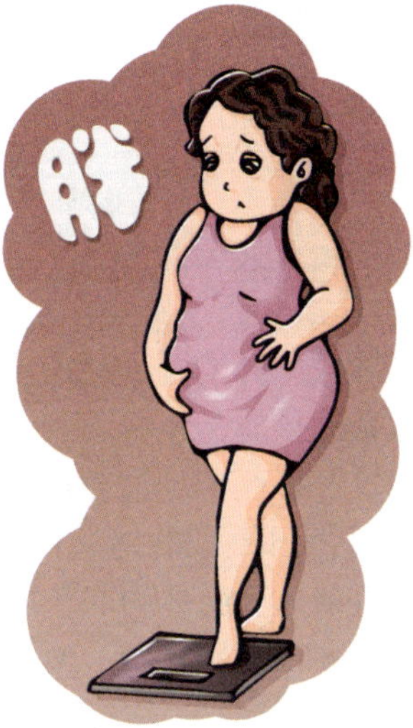

24.3 到底怎样算肥胖?

虽然体重指数［BMI，MBI＝体重（kg）/ 身体（m）^{2}］能直接反映绝大部分成人体内脂肪的百分比，但也有人批评 BMI 的计算过分简化；按照这个计算方法，一个肌肉非常发达的人也会被算作超重和肥胖，所以对于健美爱好者、运动员之类的特殊群体，BMI 并不适用，而需要采用其他方法。世界心脏联盟科学顾问委员会主席史密斯教授则强调，腰围是一个非常重要的衡量心血管危险因素的指标，因此，除测量其他心血管危险因素例如血压、血脂和血糖水平外，还应测量腰围。腰围越大，患冠心病的危险越大，所以维持健康的体重和体型至关重要。测量腰围的方法是：测量腋中线肋弓下缘和髂嵴连线中点水平位置处体围的周径长度。判断方法是：男性≥ 90 cm，女性≥ 80 cm 为超重；男性≥ 95 cm，女性≥ 90 cm 为肥胖。有些人看起来不胖，但测量腰围就发现超重了，甚至是肥胖。腰围绝对值（男性＞ 102 cm，女性＞ 88 cm）或者腰－臀比（男性＞ 0.9，女性＞ 0.85）是向心性肥胖的诊断标准。向心性肥胖主要表现为腰－臀比增大，是代谢综合征的重要危险因素。代谢综合征是一系列代谢异常的组合，常见的有2型糖尿病、高血压和高脂血症（高胆固醇血症以及高甘油三酯血症）。

24.4 进食与肥胖有什么关系？

饮食结构不合理是导致肥胖的因素之一。如果能够认真、持久地节制饮食，即使不采取其他措施，也可收到一定的减肥功效。单纯性肥胖主要是由于摄入能量过多而消耗过少造成的，因此，减肥首先要限制能量的摄入。当人体每日摄取的能量低于身体消耗的所需量时，其缺少的那部分能量就可依靠分解体内的脂肪来补充。这样可以日渐消除堆积的多余脂肪，达到减肥的目的。改变饮食习惯是防治单纯性肥胖的重要措施。

24.5 体力活动减少是引起肥胖的主要原因吗？

现代社会由于交通工具的发达以及家务劳动的机械化、电气化，人们的体力活动大为减少，使能量的供给超过了需要，导致能量供给与消耗失衡，常会引起肥胖。一些重体力劳动者由于工种更换，成为轻体力劳动者，或是运动员终止其从事的体育运动，在这种情况下，如不相应地调整饮食，就会造成营养物质过剩，体内脂肪堆积，从而发生肥胖。

24.6 为什么社会因素也是引起肥胖的原因之一？

在发展中国家，社会环境因素对肥胖的产生有至关重要的作用，这表现在以下几个方面：

（1）社会经济状况：在发展中国家，肥胖主要发生在生活由穷变富的人群，主要原因是生活水平的改善导致大量多食；而在发达国家里，经济状况越好，肥胖的发生率越低，这主要是因为经济水平高的人往往受教育程度也高，懂得合理饮食及运动。

（2）文化因素：比如中国传统的肥胖观念，即一向以胖为荣，发胖称为“发福”；最容易引起并发症的向心性肥胖（腹型肥胖），被人们眼馋地称为“将军肚”；见面寒暄，听见人家说自己胖了就高兴；对孩子的培养目标也是“大胖小子”。这些观念至今还在影响很多人，应当彻底转变。

（3）饮食结构：西方人的肥胖发生率较东方人高，很重要的原因在于食物中脂肪的含量高，平均占总能量的 30% ～ 40%；而中国人的饮食中，脂肪只占 10% ～ 20%。

（4）行为因素：某些社会性的行为会导致肥胖。比如研究表明，看电视多的人里有更多的胖子，原因是多方面的：看电视占用了大量的户外活动时间，而且电视遥控器普及后，就连从座位走到电视机前换台这几步路也取消了；人们看电视的同时，往往在吃零食，所以看电视的时间越长，吃的零食越多；看电视越多，就越容易受电视广告的影响，购买更多的食品。

由此看来，社会环境因素对肥胖的发生有着相当广泛的影响。

24.7 肥胖有哪些严重危害？

（1）肥胖者易发冠心病、高血压等心血管疾病：肥胖者体内的脂肪组织增多，机体代谢耗氧量加大，导致心输出量增加，心脏作功量增加，使心肌肥厚并产生动脉粥样硬化，因此易诱发高血压、冠心病、脑血管疾病，甚至猝死。

（2）肥胖影响劳动力，肥胖者容易遭受外伤：肥胖的人因体重增加，身体各器官的负重都增加，可引起腰痛、关节痛、消化不良、气喘；身体肥胖的人往往怕热、多汗，皮肤褶皱处易发生皮炎、擦伤，并容易合并化脓性或真菌感染；肥胖者因行动不便，还容易遭受各种外伤、骨折及扭伤等。

（3）肥胖是人们健康长寿的天敌：科学家研究发现，肥胖者脑梗死与心力衰竭的发病率比正常体重者高 1 倍，患冠心病、高血压、糖尿病、胆石症者较正常人高 3 ～ 5 倍。由于这些疾病的侵袭，肥胖者的寿命将明显缩短。

（4）肥胖者易患内分泌及代谢性疾病：由于肥胖导致体内代谢和内分泌异常，常可引起多种代谢性疾病，如糖尿病、高脂血症、高尿酸血症、女性月经不调等。

（5）其他危害：肥胖者可能并发睡眠呼吸暂停综合征和静脉血栓，增加麻醉和手术的危险性。肥胖还会增加恶性肿瘤的发病率，肥胖妇女发生子宫内膜癌的风险比正常妇女高 2 ～ 3 倍，肥胖男性结肠癌、直肠癌和前列腺癌的发病率较正常人高。

24.8 预防肥胖有哪些措施？

预防肥胖的主要措施包括：①提高认识：充分认识肥胖对人体的危害，了解各年龄阶段易发胖的原因及预防方法。②饮食清爽：采取合理的饮食营养方法，尽量做到定时定量、少甜食厚味、多素食、少零食。③加强运动：经常参加慢跑、爬山、打拳等户外活动，既能增强体质，使体形健美，又能预防肥胖的发生。④生活规律：每餐不吃太饱，合理安排和调整好自己的睡眠时间。⑤心情舒畅：良好的情绪能使体内各系统的生理功能保持正常运行，对预防肥胖起到一定作用。

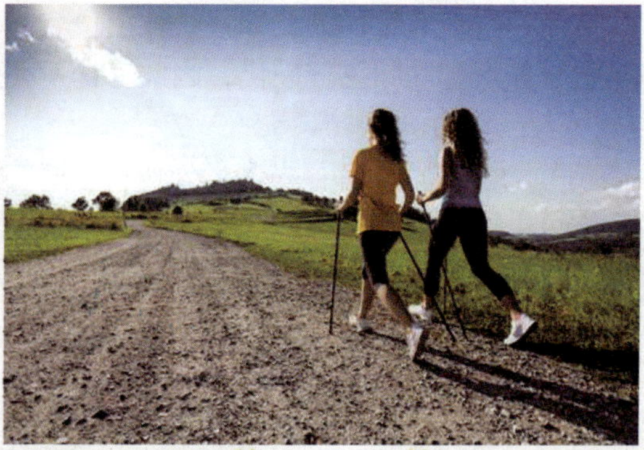

24.9 哪些肥胖者适宜做手术？

美国减肥手术的适应证：① BMI ＞ 40 kg/m^2，或 BMI ＞ 35 kg/m^2 合并有肥胖所导致的主要内科疾病。②内科治疗失败。③年龄 18 ～ 55 岁。④主要器官的功能未严重受损，能接受手术。⑤排除继发性肥胖。

根据我国肥胖患者的特点，手术适应证为 BMI ＞ 30 kg/m^2 合并有肥胖导致的内科疾病。

24.10 为什么要提倡健康的饮食方式？

良好的健康饮食习惯是保健的一个重要方面，可使身体健康地生长、发育；不良的饮食习惯则会导致人体正常的生理功能紊乱而感染疾病。此外，恰当的饮食还会对疾病会起到治疗的作用，帮助人体恢复健康。

小窍门

科学减肥六原则：①限制总能量的摄入量；②限制脂肪摄入；③适当减少碳水化合物摄入；④蛋白质供给要满足需要；⑤摄入充足的维生素、无机盐和膳食纤维；⑥养成良好的饮食和运动习惯。

25

不要让慢性肾病成为隐匿的杀手

慢性肾病已成为全球的健康问题，因其发病隐匿，故常被称为“隐匿的杀手”。2012年“中国慢性肾脏病流行病学调查”结果显示，我国成年人群中慢性肾病的患病率高达10.8%，而知晓率仅为12.5%。慢性肾病的发生、发展和饮食密切相关，应加强慢性肾病患者的科学饮食管理，早防早治，远离尿毒症，不要让慢性肾病成为健康的杀手。

关键词

慢性肾病，优质低蛋白饮食，少盐，水肿

25.1 为什么称慢性肾病为“隐匿的杀手”？

肾和我们人体的其他器官有所不同，它受到损害时往往悄然无声，大多数慢性肾病患者在早期可能没有明显的症状，或者症状比较轻微、不典型，如腰部不适、乏力、尿色加深、尿中泡沫增多、夜尿增多、颜面水肿等。等到出现明显症状时再就诊，肾功能可能已丧失了大半，失去了治疗的最佳时机，而不得已进行透析或移植来维持生命，所以慢性肾病被称为“隐匿的杀手”。

温馨提示

慢性肾病的低知晓率和高患病率极不平行，应该引起人们的高度重视。慢性肾疾病，早知方好治。

25.2 哪些不良的饮食习惯会影响肾功能？

（1）吃得太咸：钠盐在体内大量蓄积，引发和加重高血压。

（2）不爱喝水：喝水少，尿量就会减少，尿液中携带的废物和毒素的浓度会增加，容易形成肾结石。

（3）饮料代替白开水：碳酸饮料中几乎不含营养素，含咖啡因的饮料更易形成结石并导致血压升高。

（4）大量喝啤酒：可促进胆结石、肾结石形成，诱发痛风。

（5）吃得太甜太油：容易诱发肥胖，肥胖者易发生高血糖而损伤肾。

（6）蛋白质吃得过多，肾负担重。

特别忠告

养成饮食好习惯，预防慢性肾病。

25.3 哪些饮食好习惯有助于防治慢性肾病?

（1）盐的摄入要适量，每天 3 ～ 5 g。

（2）蛋白质的摄入要合理，成人≤ 0.8 g/（kg · d），体力活动者、孕妇和乳母等可酌情增加。

（3）控制糖的摄入，糖类供能占总能量的 55% ～ 65%。

（4）避免高脂饮食，不饱和脂肪酸 / 饱和脂肪酸＝ 2/1。建议每天烹调油 20 ～ 25 ml、坚果 15 ～ 25 g，胆固醇含量＜ 300 mg/d。

（5）避免摄入高嘌呤食物，如动物内脏、凤尾鱼、干豆类、酵母、香菇等。一般成人每日膳食嘌呤摄入量为 600 ～ 1000 mg/d，尿酸高的人则控制在＜ 300 mg/d。

（6）合理摄入水分，量出为入，一般为 500 ml ＋前一天尿量体积的水。如果出汗量多，可增加饮水 100 ～ 200 ml。

（7）合理补充含钙丰富的食物，如虾皮、牛奶、大豆等，饮食钙的摄入量为 1.2 g/d。

（8）控制高钾食物的摄入，钾摄取量≤ 2 ～ 3 g/d。

小词典

科学的饮食管理是延缓慢性肾病进展的重要措施。科学饮食的原则是：供能充足，低盐，选择优质低蛋白食物，限磷补钙，纠正电解质紊乱。

25.4 肾病患者如何做到低盐饮食?

肾病患者食盐的摄入量最好控制在每天 3 ～ 5 g，当伴有水肿、高血压、心功能不好时，应避免食用咸菜、咸蛋、酱类及各种腌制品。罐头食品、薯片等零食盐分高，需限制食用。菜汤和肉汤中含盐量也高，应避免用来拌饭或大量饮用。可使用葱、姜、蒜、醋等调味品增加食品的可口性。

小窍门

限钠饮食的技巧：不要在餐桌上摆放盐瓶，烹饪时少煎炒，使用香料代替盐作为调味品，注意食物标签上的钠含量，拒绝所有腌制食品、酱菜和含盐的小吃，将少量盐撒在食物表面而不是将较多的盐烹制于食品中等。

25.5 肾病患者如何做到优质低蛋白饮食？

低蛋白饮食是由肾病科医生和营养师开具处方并监控的一种限制饮食中的蛋白质，补充或不补充酮酸 / 氨基酸，同时保证足够能量摄入的饮食治疗方法。低蛋白饮食有助于减少代谢废物，减轻肾负担，延缓肾病进展。一般为每天每千克体重摄入蛋白质 0.6 ～ 0.8 g，以“优质”蛋白质，即动物蛋白为主，如鲜奶、鸡蛋、鱼和瘦肉等，以及大豆蛋白；尽量少食用“质差”的蛋白质，即植物蛋白，如米、面、水果、豆类、蔬菜等。

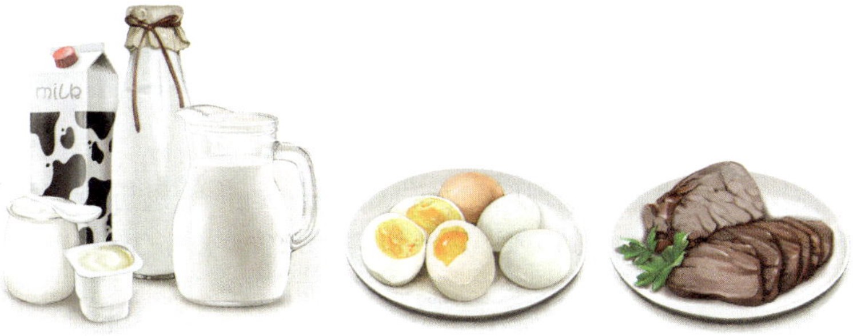

科技前沿

优质低蛋白饮食能减少尿蛋白，使其平均下降27%，在3个月内最明显；使每年GFR的下降幅度减少0.53 ml/（min·1.73 m^2）；能减少蛋白质代谢产物并改善代谢性酸中毒；改善代谢并发症。

25.6 为什么慢性肾衰竭患者要避免高钾饮食?

慢性肾病患者因肾功能减退，容易产生血钾积聚，引起高钾血症，进而导致心搏减慢甚至停搏等严重后果，所以应避免食用干果、豆类、菌藻类、腌制品、蜜饯、香蕉、橘类等高钾食物。除此之外，还可以通过蔬菜浸泡、焯水，根茎类去皮并切成薄片浸泡，食品超低温冷藏，避免食用菜汤，少使用市售袋盐等降钾技巧以减少钾的摄入，最大限度避免高钾血症。

小知识

慢性肾病早期，一般状况下不易出现高钾血症，而晚期除了由于肾小球滤过率严重下降，还可能因存在代谢性酸中毒等情况，导致高钾血症，高钾血症的患病率高达10%以上。

25.7 慢性肾病患者如何有效控制水分摄入?

慢性肾病患者如出现明显水肿，或维持性血液透析患者尿量较少时，应严格控制水分摄入。应做到少食用含水量高的食物，如西瓜等；吃得清淡些，不吃或少吃高盐食物，如酱菜、咸菜、熏肉等；用带刻度的杯子，有计划地喝水；养成小口喝水、不一饮而尽的习惯；将部分水结成冰块，口渴时含在口中；不喝或少喝浓茶、咖啡，可在饮品中加入柠檬片或薄荷叶。

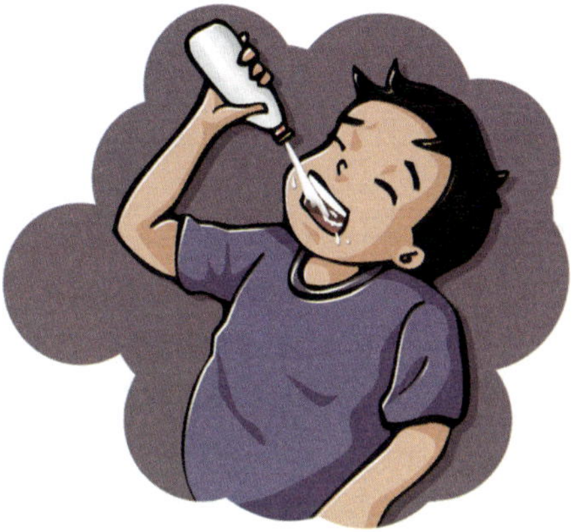

温馨提示

除了水果、饮料外，其他食物的含水量也不可忽视。应避免摄入高水分食物，如豆浆、牛奶、稀粥、冬瓜、梨、苹果、葡萄、白菜、生菜等。

25.8 透析患者的饮食应注意什么?

合理调配饮食可减少透析频率及并发症的发生，纠正营养不良，对患者长期存活及提高生存质量也非常重要。要根据残余肾功能、尿量和透析频率调整患者的饮食，包括：

（1）摄入适量的蛋白质，一般为每天每千克体重摄入蛋白质1～1.2 g，以优质蛋白质为主，如鸡蛋、鱼肉、瘦肉。避免食用大量低生物效价的植物性蛋白，如干豆类的绿豆、红豆、毛豆、豌豆等，以及种子坚果类的花生、瓜子等。

（2）严格控制水、盐的摄入。

（3）控制钾和磷的摄入。

（4）注意补充维生素，如B族维生素、维生素C和维生素D。

（5）可食用谷类、杂粮和蔬菜的茎叶等膳食纤维含量较高的食物，以保持大便通畅，促进体内毒素排出。

（6）认真做好饮食日记，内容包括食物的名称、摄入量、烹饪方法及烹饪油量、调味品和水等。

小知识

饮食治疗是透析治疗的基础，合理的饮食可减少透析频率及并发症的发生。血液透析患者的总体饮食原则是：适量蛋白质，足够的能量和维生素，避免过多摄入水分。液体摄入量可根据患者的尿量、透析间隔时间和透析前体重来确定，但临床上以“干体重”为金标准，也称为“标准体重”，即既没有水潴留，也没有脱水。

25.9 肾移植患者日常饮食要注意什么？

（1）饮食要规律，少量多餐、营养均衡。

（2）注意饮食卫生，不食用未熟透食品和隔餐剩食。

（3）多食富含膳食纤维的新鲜蔬菜，以补充多种维生素并利于通便。

（4）禁食人参、蜂王浆、灵芝等免疫增强剂，避免食用葡萄和西柚，以免影响免疫抑制剂药物浓度。

（5）胃肠道功能紊乱者可食用酸牛奶以调节肠道菌群，缓解腹胀。

（6）避免高糖、高脂饮食，以防血糖、血脂过高，影响肾功能。

（7）进食合适的优质蛋白质食物，如瘦肉、鱼、鸡蛋、鸡肉、鸭肉等。

（8）可食用含钙丰富的食物，戒烟酒，减少或避免食用辛辣、刺激的食物。

温馨提示

肾移植患者在日常生活中应注意保持乐观、饮食合理、运动适度、自我监测、坚持服药、定期复查、预防感染。

26

合理营养，防治癌症

癌症已成为当今世界名副其实的“健康杀手”，用“谈癌色变”来形容人们对它的恐慌并不为过。为了一线生机，许多人偏听偏信，不惜重金寻求所谓的“防治秘方”，却往往忽略了与之息息相关的生活方式，特别是让不合理的膳食结构为癌症的滋生提供了“培养基”。科学合理的饮食营养在防治癌症中发挥着至关重要的作用，经济实惠，事半功倍。

关键词

营养，癌症预防，体重，运动，饮酒，吸烟，红肉

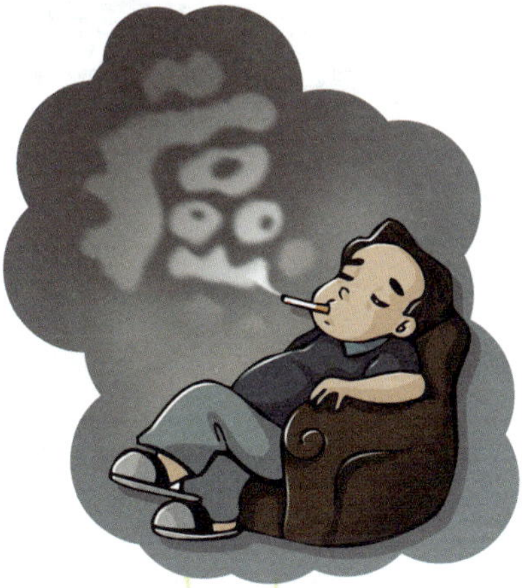

26.1 为什么癌症是可以预防的？

随着生活水平的提高，癌症的发病率大幅增长。但是，癌症真的防不胜防吗？世界卫生组织（WHO）曾明确提出：1/3 的癌症是可以预防的。但在现实生活中，人们却常常忽视这一点。癌症的病因至今尚不完全清楚，普遍认为大多数癌症的发生是遗传因素和环境因素共同作用的结果，而环境因素又是主因，尤其是生活方式，与癌症的发生密切相关，其中 1/3 的癌症与吸烟有关，1/3 的癌症与饮食有直接联系。调整生活方式是一种生理性的，既安全又有效、既方便又实用的措施。通过生活方式的调整，如戒烟限酒、平衡膳食、合理营养、适量运动、控制体重、心理平衡等，可防癌于未然。

温馨提示

世界卫生组织最新发布的《全球癌症报告 2014》中称：2012 年，全球癌症患者和死亡病例都在令人不安地增加，新增癌症病例有近一半出现在亚洲，其中大部分在中国。根据中国医学科学院肿瘤医院国家癌症中心赫捷院士、全国肿瘤登记中心陈万青教授等在 2016 年发布的《中国癌症报告 2015》，2015 年中国新发癌症病例 4 292 000 人，死亡 2 814 000 人。其中肺癌发病率最高，也是主要的死亡原因。导致死亡的其他癌症有胃癌、食管癌和肝癌。这四种癌症是中国成人（包括男性和女性）最主要的死亡原因。

26.2 预防癌症的建议有哪些？

2007 年，世界癌症基金会（World Cancer Research Fund，WCRF）和美国癌症研究学会（American Institute for Cancer Research，AICR）

的新版《食物、营养、身体活动与癌症预防》报告提出 10 条最权威的预防癌症建议：

1. 在正常体重范围内尽可能瘦。

2. 每天至少从事 30 分钟身体活动。

3. 避免摄入含糖饮料，限制摄入高能量密度的食物。

4. 多吃各种蔬菜、水果、全麦和豆类。

5. 限制红肉（猪肉、牛肉、羊肉）的摄入，避免食用加工的肉制品。

6. 如果喝酒，男性每天不超过 2 份，女性不超过 1 份（一份含酒精 10 ～ 15 g）。

7. 限制盐腌食品或用盐加工的食品。

8. 不用膳食补充剂预防癌症。

9. 母亲对婴儿最好进行 6 个月完全母乳喂养，而后添加其他液体和食物。

10. 癌症患者治疗后应该遵循癌症预防的建议。

并且永远记住：不要吸烟。

报告中最惊人的发现是证实了身体脂肪过多会增加患多种癌症的危险，肥胖是一个特别重要的与生活方式有关的癌症决定因素。腰围每增加 1 英寸（1 英寸＝ 2.54 cm），患癌症风险将增加 8 倍。

26.3 如何发挥植物性食物的抗癌作用？

大量的证据显示，具有癌症预防作用的膳食类型主要由植物性来源的食物组成，包括非淀粉类的新鲜蔬菜和水果、未加工的谷类和豆类。这些植物来源为主的膳食主要提供植物蛋白、活性多糖、不饱和脂肪酸、维生素、矿物质、膳食纤维和植物化学物质，在癌症的预防中发挥各自的作用。因此，食物要多样化，保证每一天植物性食物的摄入量，让新鲜蔬菜和水果、未加工的谷类和豆类成为餐桌上的“常客”。

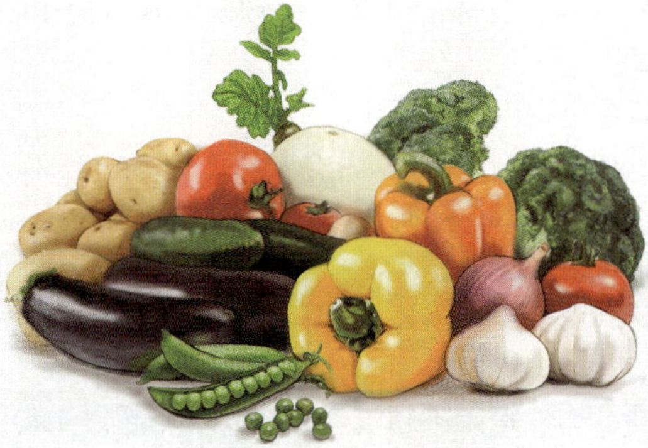

26.4 为什么体重管理对癌症患者来说是最重要的？

体重可以粗略地反映人体的营养状况。WCRF/AICR 专家指出，已有充分证据证明，身体肥胖程度高是结直肠癌、食管癌、子宫内膜癌、胰腺癌、肾癌和乳腺癌（绝经后期）的病因。肥胖不仅是致癌的危险因素，也是癌症复发的危险因素，可导致癌症患者生存预后差和死亡率高。然而，肿瘤本身和抗肿瘤治疗的副作用又会使许多癌症患者在术后或放化疗期间出现体重下降、营养不良，甚至发展成恶病质。癌症治疗前后的体重下降程度与患者的生存期和生活质量密切相关，此时消瘦本身也构成了癌症患者死亡的一个重要原因。因此，关注体重变化对癌症患者来说是最重要的，尤其要避免短期内体重急速下降。

小知识

肿瘤恶病质：通常指无节食条件下，6 个月内体重下降＞ 5%，或体重指数（BMI）＜ 18.5 同时伴有体重下降＞ 2%。

理想体重（kg）＝身高（cm）－ 105

理想体重（%）＝实际体重 / 理想体重 ×100%

理想体重（%）＜ 80% 为消瘦，＞ 120% 为肥胖。

体重指数（BMI）＝体重（kg）/ 身高（m）^{2}

判断我国成人消瘦、超重和肥胖程度的界限值为：BMI＜18.5为消瘦，18.5～23.9为体重正常，24.0～27.9为超重，≥28.0为肥胖。

26.5 如何预防癌从口入？

预防癌从口入，除了戒烟、限酒、合理营养、适当运动、维持理想体重、保持心情舒畅之外，也不要忽视食物在加工、运输、贮存和烹调过程中受到的污染。目前公认的三大强致癌物是黄曲霉毒素、多环芳烃和亚硝胺。黄曲霉毒素容易在霉变的花生、玉米、果仁和大米中产生，与肝癌的发生密切相关；多环芳烃主要存在于熏制食品和烧烤食品中，与胃癌、肺癌、白血病（血癌）等密切相关；亚硝胺富含于腌制食品中，如咸菜、咸肉、咸鱼、腊肉、火腿、肉类罐头等，与食管癌、鼻咽癌、胃癌、肝癌、膀胱癌有关。因此，不吃这些被致癌物污染的食物是预防癌症的措施之一。此外，在烹调过程中，控制油温也很重要，油温过高，不但食物容易烧焦，产生致癌物，而且会让炒菜的人吸入更多的油烟，增加患肺癌的危险。同时，应控制烹调时间，尤其是新鲜蔬菜，宜急火、快炒、少用油，也不要存放太久，把冰箱当成“保险箱”，最好现吃、现买、现做，少吃隔夜菜。进餐速度也不宜过快，提倡细嚼慢咽。不吃过热、过硬的食物，否则容易增加患食管癌的危险。盛产槟榔的地区，也要尽可能改正嚼槟榔的习惯，避免口腔癌高发。

26.6 癌症患者如何巧用脂肪？

研究发现，高脂膳食很可能增加发生结直肠癌、前列腺癌、乳腺癌、子宫内膜癌、肺癌、膀胱癌、卵巢癌和胰腺癌的危险性，虽然研究结果并不一致，但毕竟膳食脂肪与肥胖有关，而肥胖已被证实是多种癌症的重要危险因素。因此，减少膳食总脂肪（包括动物性和植物性脂肪、动物性胆固醇）和总能量的摄入，有利于癌症的预防。尤其应控制红肉如牛肉、猪肉、羊肉的摄入，尽量避免食用动物油，如猪油、牛油、黄油、奶油等。即使用植物油，也最好用控油壶控制用量，每天从不超过 25 g 为宜，同时少吃动物内脏，如心、肝、肾等。

对于那些比较消瘦且血脂正常的带瘤生存者，可以适当增加脂肪的摄入，因为癌细胞对脂肪的利用率低，而高脂肪饮食不仅可以提供能量，还可提供必需脂肪酸和脂溶性维生素，此外还可增加美味，改善患者食欲。但最好不要用肥肉、动物油、起酥油、动物皮来增加体重。要经常变换植物油的种类来烹调，适当增加深海鱼虾类及坚果。

26.7 为什么癌症患者应避免高糖饮食？

大多数正常细胞在有氧条件下通过糖的有氧分解获取能量，只有在缺氧的条件下才进行无氧糖酵解，而癌细胞却截然相反，即使在有氧条件下也主要以无氧糖酵解获取能量。直白地讲，癌细胞是喜欢“食糖”的。因此，癌症患者应避免高糖饮食，尤其是精制糖、精加工谷物和薯类，比如方糖、砂糖、绵白糖、红糖、蜂蜜、糖浆，以及由这些精制糖加工的甜食、饮品等，即便是精米、精面，也要控制总量。

26.8 加强营养会促进肿瘤生长吗？

有些肿瘤患者担心加强营养会促进肿瘤生长，这也不敢吃，那也不敢吃，以为这样就会“饿死肿瘤”，然而肿瘤不但没被饿死，自己却出现严重的营养不良，无法耐受手术或放化疗，延误了治疗的时机，得不偿失。目前没有证据表明营养支持会促进肿瘤生长，相反，营养不良的肿瘤患者必须进行营养支持，国际上已将营养支持治疗作为抗肿瘤治疗的重要辅助治疗手段。

26.9 为什么癌症患者不宜迷信“补品”？

目前市面上所谓的“补品”琳琅满目，加上商家的大肆宣传，让很多癌症患者仿佛看到了一线生机。正是这种“抓住最后的稻草”的心理，让“补品”大行其道。其实，癌症患者最需要的是维持住体重，及时补充能量和各大营养素，而大部分补品是不含能量的，其发挥的作用可能仅仅是某些保健功效。因此，癌症患者不宜过于迷信、依赖和滥用补品，更不能耽误正规的治疗，尤其不能用“补品”代替正餐的合理膳食。

26.10 为什么提倡癌症患者定期进行专业的营养咨询？

一旦患上癌症，人们最关注的就是如何消灭肿瘤，战胜癌症。然而一个“骨瘦如柴”的患者，如何耐受抗肿瘤治疗？要知道营养不良才是癌症康复的“拦路虎”。因此，提倡癌症患者在定期随诊的同时进行专业的营养咨询。目前各大医院均开设了营养门诊，专业的营养医师会对患者进行营养评估，并制订个体化的营养治疗方案，及时预防或纠正营养不良，提高免疫力，延缓恶病质的发生，减少肿瘤治疗引起的不良反应，从而改善预后，提高生活质量。

27

什么是营养性贫血

铁、叶酸、维生素 B_{12} 等营养素缺乏导致的贫血称为营养性贫血，最多见的是缺铁性贫血。饮食不当是营养性贫血的常见原因之一，孕妇、婴幼儿、老年人、素食者是易患人群。更常见的原因是继发或伴发于失血性疾病、胃肠道疾病、肾疾病等。不论何种原因，都应改善饮食，增加相应营养素的摄入，促进其吸收，标本兼治。

关键词

贫血，缺铁性贫血，铁，叶酸，维生素B_{12}

27.1 为什么缺铁会导致贫血？

血液起到运输氧气和养料的作用，其中专门负责运输氧气的物质是一种蛋白质，即血红蛋白。血红蛋白结构非常复杂，但其核心元素是铁（Fe）。铁不但是血红蛋白的结构中心，也是其功能中心，即铁正是血红蛋白与氧结合的关键位置。总之，没有足够的铁，就没有足够的血红蛋白；没有足够的血红蛋白，血液就无法正常运输氧气，也就是贫血。

27.2 为什么贫血会损害健康？

贫血主要是指血液中负责运输氧气的血红蛋白不足，无法为机体运送足够的氧气，导致机体缺氧并损害健康。氧是机体细胞生存缺之不可的物质，缺氧将损害各个组织和器官，但影响最大或者说最早受累的是脑，因为脑细胞需要消耗更多的氧，对缺氧十分敏感。由此不难理解，疲乏、头晕、脸色苍白、记忆力下降等都是贫血的早期表现。对正处于脑发育关键期的婴幼儿和学前儿童来说，贫血对智力的损害尤其严重。

27.3 为什么植物中的铁很难被人体吸收？

蔬菜、水果、豆类、坚果、粗粮等植物性食物都含有一些铁，有些食物（如干大枣）含铁还比较多，但是这些食物中的铁很难被人的肠道消化吸收，一般吸收率不超过5%。这主要是因为植物中铁的存在状态是“非血红素铁”，在胃肠内解离出来很困难。因此，植物性食物不是补铁的良好选择。虽然加醋、加酸果汁、吃富含维生素C的果蔬等有助于提高铁的吸收率，但效果有限。

温馨提示

虽然蔬菜、水果、豆类、菌类、粗粮中铁的吸收率较低，不是补铁的最好选择，但是毕竟我们每天都要以这些植物性食物为主，因此，选择香菇、木耳、菠菜、樱桃、坚果、粗粮等含铁较多的植物性食物仍然是可取的。

27.4 为什么肉类有助于预防缺铁性贫血？

与植物中的铁不同，猪肉、牛肉、羊肉、禽肉、鱼肉等肉类中的铁大部分是“血红素铁”，不但含量多，而且吸收率较高，能达到10%～25%，远远超过植物性食物。肉类中血红素铁吸收率较稳定，不受干扰因素影响，是补铁的良好选择。特别是动物肝和血液，含铁很多，吸收率很高，往往能达到“治疗”效果。

尤其难得的是，肉类与果蔬、豆类和谷类等植物性食物一起食用时，还促进这些食物中铁的吸收，一举两得。

小知识

“红肉”通常是指瘦猪肉、瘦牛肉、瘦羊肉等颜色较红的肉类及内脏。红肉摄入量太多，容易导致心血管疾病、前列腺癌、肠癌等健康问题，故通常被视为“不健康”食品。然而，红肉是铁的良好来源，含铁多，吸收好，补铁补血的效果堪称一流。因此，贫血人群应有意识地增加红肉的摄入量，不贫血的人群则应减少红肉摄入，平均每天50 g左右。

27.5 为什么维生素C有助于预防缺铁性贫血？

维生素C具有很强的还原性和酸性，在胃肠内有助于使食物（特别是植物性食物）中的铁保持易吸收状态，从而提高这些食物中铁的吸收率，因此有助于预防贫血。新鲜蔬菜和水果是维生素C的主要来源，额外服用维生素C效果更肯定。对于轻度的缺铁性贫血，单纯补充维生素C即可治愈。当然，维生素C与补铁药物同时服用，治疗缺铁性贫血的效果更好。

27.6 为什么孕妇要注意补充铁、叶酸及其他微量营养素？

怀孕后，随着血容量增加和胎儿发育，机体需要摄入更多的铁来制造血红蛋白，如果孕妇未能获得足够的铁，将发生贫血，影响母子健康。叶酸、维生素B_{12}等缺乏也会导致贫血，而且孕早期缺乏叶酸还会引起胎儿畸形。因此，孕期要重视补充这些营养素，日常饮食应包括鱼、肉、蛋、奶、豆类、绿叶蔬菜、新鲜水果和粗粮等。在此基础上，服用含有400 μg叶酸、60 mg铁及其他维生素和矿物质的补充剂也是必要的。

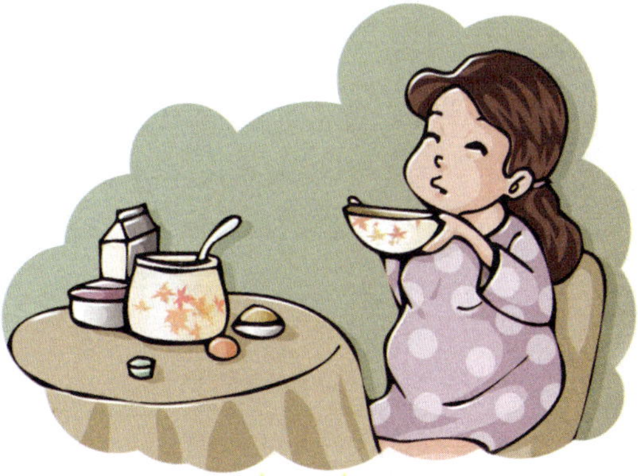

特别忠告

有些孕妇明明已经发现贫血，但不把贫血当回事，没及时采取治疗措施，这不但会影响胎儿智力发育，还会导致宝宝出生后很快患上贫血，进一步损害智力和体格发育。因为孕妇贫血会使宝宝出生时携带的铁不足，难以满足宝宝头6个月生长发育的需要，而在出生后头6个月，宝宝所需要的铁主要依赖在母体内的储存。

27.7 为什么老年人容易缺乏维生素 B_{12}？

吸收普通食物中的维生素 B_{12} 时必须有足够的胃酸帮忙才行，胃酸不足将导致维生素 B_{12} 缺乏。50岁以上的老年人中有10%～30%胃酸不足，难以从日常食物中吸收足够的维生素 B_{12}，容易导致维生素 B_{12} 缺乏。因此，美国农业部膳食指南建议，50岁以上的老年人应每天通过口服维生素补充剂或强化食品来补充维生素 B_{12}。这些来源的维生素 B_{12} 无须胃酸亦可吸收。

27.8 为什么婴幼儿容易发生营养性贫血？

婴幼儿生长发育迅速，需要更多的营养物质，但他们的食谱比较简单，食物范围较窄，如果不重视摄入富含铁、叶酸或维生素 B_{12} 等营养素的食物，就容易因缺乏营养而患贫血。

27.9 为什么素食者易患营养性贫血？

谷类、豆类、蔬菜和水果等植物性食物中的铁很难吸收，又几乎不含维生素 B_{12}。所以，素食者容易因缺乏铁和维生素 B_{12} 等而患贫血，特别是那些连蛋类和奶类也不吃的严格素食者，更容易缺乏维生素 B_{12}。为避免贫血，素食者应注意补充维生素 B_{12} 和铁。

27.10 为什么胃切除患者易患营养性贫血？

胃完全切除患者几乎不再有胃酸分泌，而缺乏胃酸会降低铁的吸收率，使大部分食物中的铁变得难以吸收。胃完全切除还使维生素 B_{12} 几乎不可能被吸收。因此，胃切除患者容易因缺乏铁或维生素 B_{12} 而患贫血。对策是增加血红素铁（瘦肉、动物肝和血）的摄入，在医生的指导下注射维生素 B_{12}。

28

别忽视烧伤患者的营养问题

烧伤是由火焰、热液、热蒸气、热金属、电、化学物质等引起的皮肤或其他组织损伤，通常根据烧伤面积和深度来判断伤情的轻重。严重烧伤患者不仅皮肤严重受损，还会伤及肌肉、骨骼和内脏。在烧伤的治疗过程中，营养状态的好坏直接关系到患者预后。因此，千万别小瞧烧伤患者的盘中餐！

关键词

烧伤，营养，饮食

28.1 为什么烧伤患者的饮食营养很重要?

营养是改善烧伤患者全身情况和组织修复的物质基础。烧伤后，患者体内会有大量的能量消耗，创面有大量的蛋白质渗出，体内营养流失严重。患者与细菌搏斗需要抵抗力，创面修复、皮肤再生也需要原料。如果各种营养素得不到充分补给，势必使患者处于急性营养不良状态，从而延迟创面愈合、降低机体抵抗力，容易出现感染以及各种并发症，严重的还可导致死亡。一般而言，烧伤越严重，发生营养不良的可能性就越大。因此，饮食营养自始至终都是烧伤患者康复过程中重要的治疗措施之一，绝不能忽视，儿童与老年人烧伤后的饮食营养尤其重要。

28.2 烧伤患者的饮食需注意些什么?

除存在口腔黏膜和食管烧伤外，烧伤后患者是可以经口进食的。经口进食补充营养不仅经济方便，而且营养素组成也较齐全，还能增进食欲，促进肠蠕动。在无其他病情及治疗方面禁忌的患者，应尽量鼓励经口进食。

对于轻中度烧伤患者，早期应以清淡、易消化的软食为宜，后期应多食高能量、高蛋白质、高维生素的食物，如蛋类、鱼类、肉类、蔬菜和水果。营养均衡最重要。

对于重度烧伤患者，72 小时内患者因大量丢失体液，口渴明显，此时要限制饮水量，以免造成胃扩张，影响胃功能。如果烧伤前胃内有残留食物，应暂不进食，待烧伤后第 2 ～ 3 天，胃肠蠕动功能恢复后，再由少量流食开始试餐，如米汤或绿豆汤，每日 3 ～ 4 次，每次 40 ～ 80 ml，以后逐渐增量。对于疑有胃肠出血、休克未纠正、胃肠反应严重者，应暂时禁食、禁水。

烧伤患者应忌食过于油腻、生冷、辛辣刺激类食物，少食或不食狗肉、羊肉、鹿肉、韭菜、荔枝、酒等温热性食物。

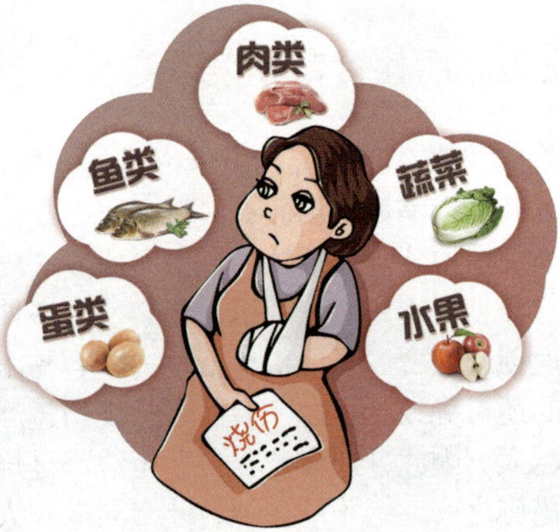

28.3 哪些食物有助于烧伤患者的恢复？

在烧伤的不同阶段，选择适宜的食物有利于患者恢复。

（1）烧伤早期：因患者胃肠功能较弱，需进食易消化的少渣食物，如稠米汤、葡萄糖水、西瓜水、绿豆汤、藕粉糊等；忌用易引起胀气和有刺激性的食物。

（2）感染期：应给高蛋白质、高维生素饮食，如鸡汤、肉汤、肝泥、肉泥、蒸鸡蛋、蒸水果等。

（3）恢复期：要补充足够的蛋白质与碳水化合物，多吃蛋类、肉类、水果和蔬菜等。

28.4 如果烧伤患者不能经口吃饭怎么办？

面部烧伤而不能经口进食时，可采用管饲营养。最常采用的是鼻饲法。以流食为主，从少量低浓度开始缓慢输注，根据患者消化耐受情况逐渐增加至需要量。管饲饮食不宜太稠，否则易引起恶心、呕吐，蛋白质过多时还可导致高渗性脱水。

对于严重消耗以及并发应激性溃疡、消化道大出血、败血症、肠梗阻、长时间腹泻而不能进食的烧伤患者，需要给予肠外营养，经周围静脉或中心静脉输注等渗营养液，包含氨基酸、葡萄糖、脂肪乳、维生素和矿物质等。

温馨提示

在厨房烧烫伤后，千万不要用酱油涂抹患处。对于仅是皮肤发红和剧痛的Ⅰ度烧伤，以及造成皮肤水疱和剧痛的Ⅱ度烧伤，可立即用干净冷水冲洗冷却10分钟，然后涂抹湿润的烧伤膏。对于更严重的Ⅲ度烧伤，就不能用水冲洗了，以免增加感染机会，应尽快到医院就医。

29

重视骨质疏松，防止骨折

骨质疏松是一种以低骨量和骨组织微结构破坏为特征，导致骨质脆性增加和易于骨折的全身性骨代谢性疾病，以骨骼疼痛、易于骨折为特征。许多老年人因此长期遭受肉体上的痛苦，并出现伤残。随着患者数量的增加和医药费用的上涨，骨质疏松症给家庭和社会带来了沉重的经济负担和巨大的精神压力，已引起社会和专家们的广泛关注。

关键词

骨质疏松，维生素 D，钙，运动

29.1 骨质疏松主要有哪些典型的特点？

● 疼痛

疼痛是骨质疏松最常见的临床症状，也是最主要的症状，以腰背部疼痛较为常见。其疼痛方式为沿脊柱向两侧扩散，仰卧或坐位时疼痛会稍微减轻，而直立时后伸或久立、久坐时疼痛则会加剧，弯腰、咳嗽、大便用力时也会导致疼痛加重；且常常以夜间和清晨醒来时疼痛加重，日间疼痛则会减轻。通常在骨量丢失12%以上时出现骨痛。

● 身长缩短、驼背

这是骨质疏松的重要临床表现之一，常在疼痛后出现。由于第11、12胸椎和第1、2、3腰椎承受的压力负荷最大，所以更容易压缩变形，使脊椎前倾而形成驼背。

● 骨折

骨折是骨质疏松老年人中最常见、也是最严重的并发症。骨折好发于胸、腰椎椎体以及桡骨远端、股骨上端和踝关节等处。骨质疏松越严重，骨折的概率就越大。

● 呼吸功能下降

胸、腰椎压缩性骨折使脊柱后弯，胸廓畸形，进而导致肺活量显著减少，患者往往出现胸闷、气短以及呼吸困难等症状。此外，严重的胸廓畸形还会使肺气肿的发病率增加。

29.2 为什么老年女性更容易患骨质疏松症？

从性别分布来看，骨质疏松症特别“青睐”老年女性。在中国，骨质疏松症的总患病率约为13%，而50岁以上妇女的患病率竟高达40%以上。数据分析发现，老年女性，尤其是绝经后的妇女是骨质疏松症的高危人群。这是因为女性在怀孕期间，不断输出大量的钙质给胎儿以保证其正常的骨骼发育。而且在哺乳期，乳汁中也含有大量的钙质，以满足婴幼儿的生理需要量。这也是女性在孕期和哺乳期需要补充钙剂的原因。

研究表明，雌激素能够促进钙吸收，增加骨密度。但是，女性进入更年期后，由于卵巢功能衰退，产生的雌激素减少，甚至在绝经后不再产生雌激素，这将会导致老年女性对钙质的吸收急剧下降。再者，雌激素还能够抑制钙质从骨骼中流失。由此看来，雌激素的减少是导致老年女性骨质疏松症发病率高的重要因素。

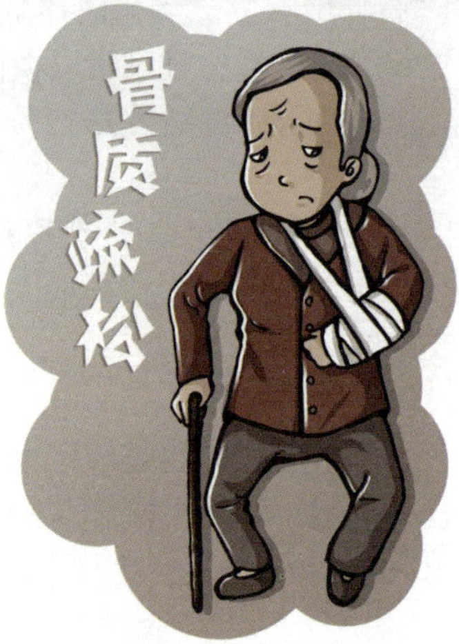

29.3 如何针对骨质疏松进行饮食调理？

营养因素对骨质疏松有一定的影响，低钙饮食会加速人体内钙质的流失，尤其是绝经后的女性，会更加容易发生骨质疏松。骨质疏松的患者每天必须补充足够的钙才能满足机体骨钙的正常代谢，一般每日需要量为 1000 ～ 2000 mg。

由于维生素 D 在体内可以促进胃肠道对钙的吸收和钙在人体内的转运，所以长期缺乏维生素 D 同样会引起体内缺钙，增加发生骨质疏松甚至骨折等的风险。每日适当地补充维生素 D 也是必不可少的。比如多晒太阳，在阳光的照射下，人体皮肤能够产生足够的维生素 D 以满足机体的需求。研究发现，食物中的钙磷比在 2∶1 的时候，最有益于胃肠道对钙的吸收。此外，保证足够的蛋白质摄入对于骨质疏松患者也是必不可少的，每天适当摄入鱼、虾、奶等食物，不但可以保证蛋白质的摄入，同时还能补充并促进钙的吸收。

29.4 预防骨质疏松的发生有哪些有效措施？

2014年世界骨质疏松日的主题强调要早期预防骨质疏松。研究发现，早期进行骨质疏松的预防可以显著降低其发病率，极大地减轻骨质疏松给老年人带来的痛苦和沉重的经济负担，并且可解决在治疗过程中出现的疗效慢、效果欠佳等问题。因此，WHO提出对骨质疏松要做到早期预防，从儿童抓起。

首先，最简单而又实惠的方法就是晒太阳，通过大自然的力量与身体的共同作用，产生充足的维生素D，帮助胃肠道吸收钙质。其次，从儿童期就应该注意钙的摄入，如牛奶、豆腐、虾皮和鱼等，都是钙的丰富来源。婴儿期和青春期应适当补充钙剂以满足机体生长发育的需要。坚持每天一杯奶对骨骼的健康也至关重要。最后，健康的生活方式也能起到预防的作用。每天应进行适当的运动和体力活动。要避免不良的生活习惯，如吸烟、过量饮酒和咖啡等，都会增加体内钙质的流失。更年期和绝经后的女性朋友，可以通过补充大豆异黄酮来代替雌激素在体内的作用，减少钙质的流失而起到预防骨质疏松的作用。

温馨提示

防治骨质疏松的关键是每日接受充足的阳光照射、摄入足量的钙、进行适当的体力活动和改掉喝咖啡等增加钙流失的不良习惯，中老年女性更要注意增加摄入富含大豆异黄酮的豆制品或大豆异黄酮补充剂。

30

老年痴呆真可怕，及早预防最关键

阿尔茨海默病（老年痴呆）是一种起病隐匿、进行性发展的神经系统退行性疾病。临床上以记忆障碍、失语、失用、失认、视空间损害、执行功能障碍以及人格和行为改变等全面性痴呆表现为特征，病因迄今未明。65 岁以前发病者，称早老性痴呆；65 岁以后发病者，称老年性痴呆。大量研究提示，科学的营养干预可延缓老年痴呆进程；反之，则增加老年痴呆患病风险。

关键词

老年痴呆，吸烟，饮酒，蔬菜，水果

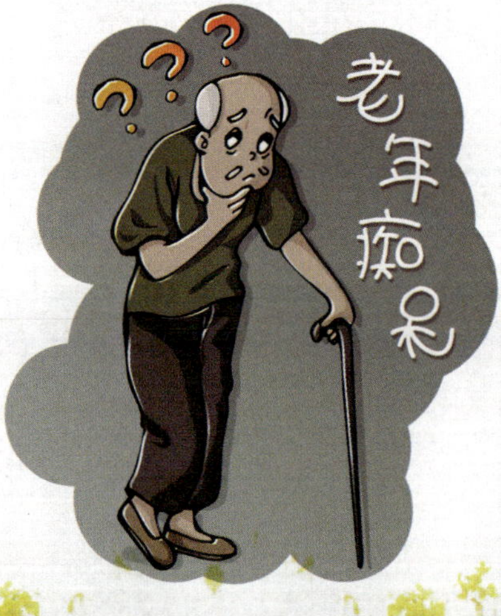

30.1 什么不良饮食习惯会增加患老年痴呆的风险？

阿尔茨海默病的神经病理改变主要是大脑和特定的皮层下区域神经元和突触的损伤。患者脑内有大量的淀粉样蛋白沉积和神经纤维缠结，它们被认为是造成神经元损伤的主要原因。近年来，越来越多的研究表明，老年痴呆与不良饮食习惯密切相关。高饱和脂肪和高热量摄入、酗酒、吸烟等都会增加患老年痴呆的风险。这些不良饮食习惯可直接诱导神经元损伤、促进淀粉样蛋白沉积，同时还可促进高血压、2 型糖尿病、高脂血症等疾病的发生，从而直接或间接增加患老年痴呆的风险。

30.2 为什么老年痴呆患者营养不良发生率高？

老年痴呆患者生活不能自理，不知饥饱，食欲下降和拒绝进食时有发生，并且进食、吞咽功能下降。同时，一部分患者还会因为压疮、肺部感染等并发症导致营养消耗增加。因此，营养不良是老年痴呆的常见并发症。曾有研究报道，住院的老年痴呆患者营养不良发生率高达 63.5%。而营养状况恶化、体重下降也提示老年痴呆病程的进展。因此，对于老年痴呆患者，要高度重视对营养风险的评估，避免发生营养不良。

30.3 为什么大量饮酒增加患老年痴呆的风险？

流行病学研究提示，轻中度的饮酒可以降低患老年痴呆的风险，但是重度饮酒者，尤其是那些同时吸烟的人群，老年痴呆发生得更早。酗酒人群的脑皮质和皮质下脑组织明显萎缩，同时酒精可以通过炎症介导的氧化应激反应产生神经毒性。不同的酒对老年痴呆的影响也不同，研究表明，红酒中的白藜芦醇和多酚类物质可以减少斑块的形成、减轻淀粉酶的神经毒性。

小知识

中国营养学会建议，成年男性一天饮用酒的酒精量不超过25 g，相当于啤酒750 ml，或葡萄酒250 ml，或38度的白酒75 g，或高度白酒50 g；成年女性一天饮用酒的酒精量不超过15 g，相当于啤酒450 ml，或葡萄酒150 ml，或38度的白酒50 g。

30.4 为什么预防老年痴呆需要戒烟?

关于尼古丁对阿尔茨海默病的潜在影响，有很多来自动物的研究报告，但结论并不一致。人类流行病学研究曾表明，吸烟也许会增加患阿尔茨海默病的风险。研究也发现，让转基因小鼠接触“二手烟”会增加脑内神经炎症以及淀粉样蛋白斑块等。基于以上研究以及吸烟诱发肿瘤、脑血管病的明确证据，预防痴呆还需尽量戒烟，远离“二手烟”。

30.5 为什么肥胖会增加患老年痴呆的风险?

有研究提示，肥胖与老年痴呆的发生有关。研究发现，中年人BMI > 30 kg/m^2 时会增加患老年痴呆的风险，而老年时微胖身材则有助于降低该风险。肥胖是2型糖尿病、高血压等各种慢性疾病的土壤，而这些慢性病的患病人群中，老年痴呆的患病率远远高于正常人群。有学者推断，到2040年，预计全球将有8100万例阿尔茨海默病患者，其中1/3都可能是由肥胖性糖尿病直接导致的。因此，预防老年痴呆请从“管住嘴、迈开腿”开始吧。

30.6 为什么老年痴呆患者需要补充B族维生素?

B族维生素在脑内能促进蛋白质代谢，是改善大脑功能的重要物质，摄入不足易导致神经系统病变。补充B族维生素有助于抑制氧化应激反应、减少同型半胱氨酸合成，从而降低患老年痴呆的风险。但目前对于补充B族维生素的膳食补充剂能否降低老年痴呆的患病风险还有争议。面对矛盾的科研结果，老百姓究竟需不需要补充B族维生素来预防老年痴呆呢？我们认为：①由于老年人摄食减少、就餐条件受限等原因，导致膳食结构本身不完善，如不能够从日常饮食获取足够的B族维生素，则应当补充；②膳食补充剂剂量的B族维生素本身安全、无毒副作用，且可能有益。因此，老年痴呆高风险人群不妨在医生指导下酌情补充。

科技前沿

植物的种子如葵花子仁、花生仁、小麦胚芽中富含B族维生素和有益于健康的不饱和脂肪酸。近期研究发现，坚持每日食用30 g左右（约一小把）的坚果可以降低心脑血管病等多种疾病的发病风险。

30.7 为什么补充蔬果有益于降低患老年痴呆的风险?

经常补充蔬果有助于降低患老年痴呆的风险。蔬果中含有丰富的抗氧化和生物活性物质（如维生素E、维生素C、胡萝卜素和黄酮类物质），同时蔬果几乎不含饱和脂肪酸。一项对3718名65岁以上老年人进行的调查发现，大量摄入蔬菜有助于延缓认知功能的下降。

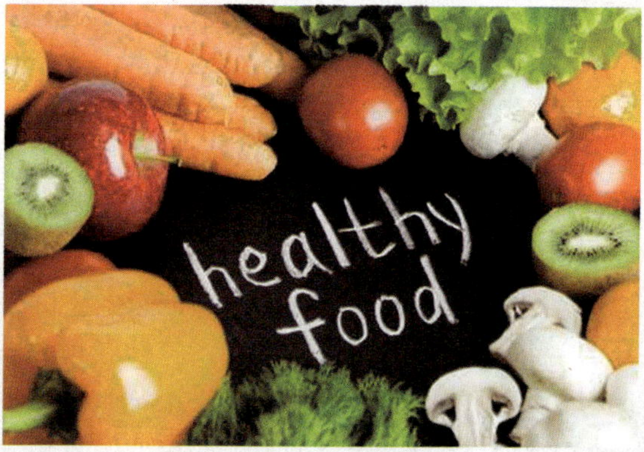

温馨提示

在不同类别的蔬菜中，深色蔬菜因富含维生素、矿物质和微量元素以及丰富的抗氧化营养物质，营养价值更加突出。《中国居民膳食指南（2016）》推荐每日摄入300～500 g新鲜蔬菜，其中最好一半是深色蔬菜，如紫甘蓝、菠菜、西兰花、番茄等。

30.8 为什么地中海饮食模式可以降低患老年痴呆的风险？

地中海式饮食是以自然的营养物质为基础，强调多吃蔬菜、水果、鱼、海鲜、豆类、坚果类食物，其次才是谷类，并且烹饪时要用植物油来代替动物油，尤其提倡用橄榄油。一项对2258名纽约社区居民的调查研究表明，地中海饮食可有效降低患老年痴呆的风险。地中海饮食模式中高单不饱和脂肪酸、高膳食纤维、低饱和脂肪酸的特点，以及新鲜蔬果中丰富的维生素和白藜芦醇等抗氧化营养物质可以发挥协同作用，有效预防或延缓老年痴呆的发生。